AF001956

Kohlhammer

Die Autoren

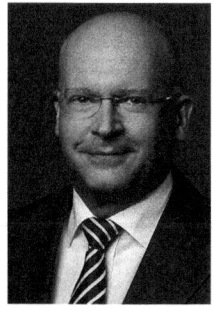

Werner Fleischer, Dipl.-Pädagoge mit den Schwerpunkten Führungstraining und Psychologie, seit 1998 als selbständiger Berater, Coach und Mediator in Kliniken und Krankenhäusern tätig und seit 2004 ausschließlich auf diesen Bereich spezialisiert. Er begleitet klinische Leitungskräfte bei Führungs- und Veränderungsprozessen, bei der Konfliktlösung sowie bei Fragen des Selbstmanagements und der Karriereentwicklung.

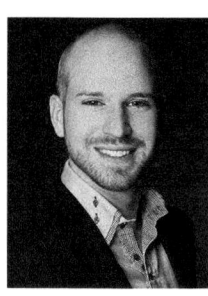

Benedikt Fleischer, B. Sc. in Wirtschaftspsychologie, M. A. in Kulturwissenschaften, ist zertifizierter Moderator und Trainer für DISC-Verhaltens- und Arbeitsplatzprofile und seit 2016 als Coach und Berater im Pflegebereich tätig. Er begleitet Personalauswahl- und Personalentwicklungsprozesse durch die Vermittlung eignungsdiagnostischer Tools, moderiert Team-Supervisionen und Arbeitsgruppen zum Thema Prozessoptimierung und vermittelt Führungsgrundlagen an Führungskräfte.

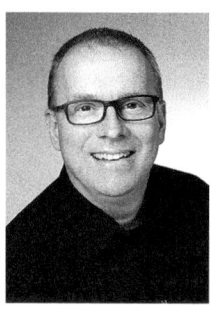

Martin Monninger ist seit 1996 in der Anästhesie, Intensiv- und Notfallpflege tätig. Davon ist er seit mehr als zehn Jahren verantwortlich für die Notaufnahme der Kreiskliniken in Reutlingen. Dabei hat er umfassende Erfahrungen in der effizienten Organisation von Strukturen und Prozessen gesammelt sowie Führungs- und Management-Kompetenzen erworben.

Werner Fleischer/Benedikt
Fleischer/Martin Monninger

Ziel-, Zeit- und Selbstmanagement

Band 5

Verlag W. Kohlhammer

Dieses Werk einschließlich aller seiner Teile ist urheberrechtlich geschützt. Jede Verwendung außerhalb der engen Grenzen des Urheberrechts ist ohne Zustimmung des Verlags unzulässig und strafbar. Das gilt insbesondere für Vervielfältigungen, Übersetzungen, Mikroverfilmungen und für die Einspeicherung und Verarbeitung in elektronischen Systemen.

Die Wiedergabe von Warenbezeichnungen, Handelsnamen und sonstigen Kennzeichen in diesem Buch berechtigt nicht zu der Annahme, dass diese von jedermann frei benutzt werden dürfen. Vielmehr kann es sich auch dann um eingetragene Warenzeichen oder sonstige geschützte Kennzeichen handeln, wenn sie nicht eigens als solche gekennzeichnet sind.

Es konnten nicht alle Rechtsinhaber von Abbildungen ermittelt werden. Sollte dem Verlag gegenüber der Nachweis der Rechtsinhaberschaft geführt werden, wird das branchenübliche Honorar nachträglich gezahlt.

Dieses Werk enthält Hinweise/Links zu externen Websites Dritter, auf deren Inhalt der Verlag keinen Einfluss hat und die der Haftung der jeweiligen Seitenanbieter oder -betreiber unterliegen. Zum Zeitpunkt der Verlinkung wurden die externen Websites auf mögliche Rechtsverstöße überprüft und dabei keine Rechtsverletzung festgestellt. Ohne konkrete Hinweise auf eine solche Rechtsverletzung ist eine permanente inhaltliche Kontrolle der verlinkten Seiten nicht zumutbar. Sollten jedoch Rechtsverletzungen bekannt werden, werden die betroffenen externen Links soweit möglich unverzüglich entfernt.

Alle enthaltenen Abbildungen wurden, wenn nicht anders vermerkt, von den Autoren selbst erstellt.

1. Auflage 2024

Alle Rechte vorbehalten
© W. Kohlhammer GmbH, Stuttgart
Gesamtherstellung: W. Kohlhammer GmbH, Stuttgart

Print:
ISBN 978-3-17-035781-5

E-Book-Formate:
pdf: ISBN 978-3-17-035782-2
epub: ISBN 978-3-17-035783-9

Vorwort

Herzlich willkommen zum fünften Band der Reihe »Wirksam führen | Pflege«. Der Dreiklang aus Ziel-, Zeit- und Selbstmanagement bindet in großen Teilen zusammen, was bereits in den vorangegangenen Bänden vermittelt und gelernt wurde. Unsere Leser*innen[1] haben inzwischen u. a. erfahren, wie Menschen über Reifegrade angeleitet werden können, welche Arten von Gesprächen es gibt, wie diese sinnvoll, rechtzeitig und gut vorbereitet geführt werden und wie eine derart gut vorbereitete Kommunikation das Miteinander unterschiedlichster Verhaltensprofile vereinfacht. Durch diese gebündelte Kompetenz wird die Arbeit als Leitungskraft sehr viel leichter – sowohl im täglichen Umgang als auch in der strategischen Planung.

Über allem steht die im Grunde einfache und dennoch anspruchsvolle Formel: Führung benötigt Zeit. So bitter es sein mag: Die Aussage »Wann soll ich das denn noch machen?« verurteilt eine Leitungskraft beinahe zwangsläufig zum Scheitern. Sie setzt dann nämlich falsche Prioritäten. Deshalb gilt immer und an erster Stelle, sich Zeit zum Führen zu schaffen. Nomen est omen: Führen ist eben keine Nebensache, sondern der essentielle Arbeitsanteil einer Führungskraft. Dazu gehört, die eigene Zeit zu planen – von den Tagesabläufen über die nächsten Monate bis zu den kommenden drei bis fünf Jahren, und zwar geschäftlich und privat. Um das Thema auf eine sehr breite Basis zu stellen: Ziel-, Zeit- und Selbstmanagement,

---

[1] In diesem Band wird hinsichtlich der Pluralformen der »Gender-Stern« oder die neutrale Form genutzt, um alle Geschlechter anzusprechen. Wenn bei bestimmten Begriffen, die sich auf Personengruppen beziehen, nur die männliche Form gewählt wurde, so ist dies nicht geschlechtsspezifisch gemeint, sondern geschah ausschließlich aus Gründen der besseren Lesbarkeit.

also die Themen des vorliegenden Buches, sind mehr als die Planung der eigenen Arbeit. Es ist die Planung des eigenen Lebens. Wer sich ein Bild darüber verschafft hat, was erreicht und letztendlich »wohin die eigene Reise« gehen soll, lernt schnell, wie wichtig es ist, dass eigene Selbstmanagement an diesen Zielen auszurichten.

Um es salopp zu formulieren, haben alle Menschen pro Tag die gleiche Ausgangslage: nämlich 24 Stunden – das entspricht 86.400 Sekunden, die täglich vor einem liegen und darauf warten, erfolgreich absolviert zu werden. Die einzige Chance, in dieser schnellen, hochkomplexen und vernetzten Welt voller Signale und Bedarfe, die pausenlos an jede*n Einzelne*n herangetragen werden, erfolgreich zu agieren, ist es zu lernen, Prioritäten zu setzen. Also immer wieder neu zu schauen und zu prüfen: Was ist mir wirklich wichtig, vor allem jetzt und gerade? Was ist nur »nice to have«? Was kann warten? Was kann sogar ignoriert werden, um den Alltag zu erleichtern? Dazu werden Sie in diesem Buch die richtigen Tipps und praktischen Tricks erfahren.

Nehmen Sie diese Situation als praktisches Beispiel aus dem medizinischen Alltag in einem Schockraum bei Poli-Traumata. Hier gilt: Ten seconds for ten minutes. Alle Betroffenen treten für zehn Sekunden vom Tisch zurück, stimmen sich über Wahrnehmung, Tätigkeiten und voraussichtliche Pläne ab, um dann wieder gestärkt und gesichert an den Tisch heranzutreten. Dieses Beispiel kann auf viele Bereiche in einer Klinik oder einem Krankenhaus übertragen werden, indem jede*r für sich vor Schichtbeginn eine Auszeit für wenige Minuten nimmt und den Tag im Geiste plant. Was muss wirklich getan werden? Was kann an die nächste Schicht übergeben werden? Was kann im Grunde weggelassen werden? Das Ziel hierbei ist immer Klarheit. So werden Sie lernen, jeden einzelnen Tag, jeden Monat und eventuell sogar Ihr ganzes Leben neu zu überdenken.

Im Abschnitt »Psychoedukation und Gesundheitsvorsorge« nutzen wir auch die Gelegenheit, über für das Arbeitsfeld der Pflege relevante Themen wie Stress und psychische Erkrankungen aufzuklären. Wir möchten Ihnen Wissen über mögliche Symptome, Ursachen und adäquate Verhaltensweisen vermitteln. Das wird Sie als Führungskraft unterstützen, im Umgang mit diesen Themen mehr Selbstsicherheit zu gewinnen, Hilfe zur Selbsthilfe zu leisten, Verhaltensangebote machen zu können und gleichzeitig souverän und professionell zu agieren, ohne selbst hilflose*r Helfer*in zu werden. Außerdem kann so auch der mögliche Beitrag von Führung zur Prävention hervorgehoben werden.

Immer wieder begegnen Menschen psychischen Erkrankungen mit Angst, Abwehrhaltungen und despektierlichen Äußerungen, weil sie zu wenig darüber wissen bzw. keine Erfahrung haben, wie sie sich angemessen verhalten können. Gleichzeitig kann durch Information und Wissensvermittlung auch die Reflexion des eigenen Verhaltens und die Selbstbeobachtung geschärft werden, um im Fall der Fälle auch selber frühzeitig zu erkennen, wann es Sinn machen könnte, sich professionelle Hilfe zu holen. Denn: Auch bei seelischen Erkrankungen kann es potentiell jede*n treffen; das ist keine Frage von Schuld oder Disziplinlosigkeit. Der verantwortungsvolle Umgang damit allerdings geht uns alle an.

Mit dem vorliegenden Buch halten Sie den 5. Band der Reihe »Wirksam führen | Pflege« in Ihren Händen.

- Band 1 bildet den Grundlagenteil und informiert ausführlich über die Herausforderung der Mitarbeiterführung in der Praxis und Theorie.
- Band 2 zeigt, wie alle Arten von Gesprächen richtig geführt werden.
- Band 3 beschäftigt sich mit Teamarbeit und berufsgruppenübergreifender Zusammenarbeit.
- Band 4 erläutert Rollen- und Verhaltensprofile und wie Konflikte konstruktiv gelöst werden können.
- Band 5 gehört dem Zeit-, Ziel- und Selbstmanagement und der Psychoedukation.
- Band 6 erklärt, was Change Management bedeutet und wie sie Veränderungen, Problemlösungen und Krisen führen können.

Insgesamt stellt die gesamte Reihe ein Nachschlagewerk »aus der Praxis für die Praxis« dar. Die Autoren möchtet mit dieser Reihe Pflege- und Stationsleitungen, aber auch allen anderen, die sich für das konstruktive Führen von Mitarbeitenden interessieren, praktische und theoretische Tipps geben, die helfen, den Alltag leichter, selbstbestimmter und vorausschauender zu bewältigen. Wir wünschen Ihnen viel Spaß beim Lesen und viele erhellende Momente.

Ein besonderer Dank der Autoren bei der Erstellung dieser Buchreihe gilt Martina Conradt für ihre unermüdliche Recherche, ihren sprachlichen Schliff und ihre kritischen und konstruktiven Anmerkungen.

Werner Fleischer   Benedikt Fleischer   Martin Monninger

> **Piktogramme**
>
> ♀ Merke   👪 Fallbeispiel
> ☜ Empfehlung/Tipp   ⚠ Achtung

Inhalt

Vorwort 5

1 Zusammenhänge und Einflussmöglichkeiten im Ziel-, Zeit- und Selbstmanagement 15
    1.1   Zeitmanagement ist immer auch Selbstmanagement 15
        1.1.1   Situationsanalyse 17
        1.1.2   Pflege – vorprogrammierter Zusammenbruch? 18
        1.1.3   Der Stressfaktor in Kliniken und Krankenhäusern 19
        1.1.4   »Existenzsicherer« und »Selbstgestalter« 22
    1.2   Zeitsünden 23
        1.2.1   Effektivität, Effizenz und typisches Fehlverhalten im Selbstmanagement .. 23
        1.2.2   Der Weg, Veränderungen durchzusetzen und Aktionspläne zu erstellen 25

2 Ziele als Antreiber und Schutzschild 28
    2.1   Zeit für Ziele heißt Zeit fürs Leben 28
    2.2   Die Bedeutung von Zielen im Selbstmanagement 31
    2.3   Ziele entwickeln – für sich und alle Mitarbeitenden 32

	2.4	Ziele im Selbstmanagement, in der Organisation und als Teil der Personalentwicklung	33
	2.5	Ziele als Ergebnisse von Tätigkeiten	35
	2.6	Ziele miteinander verknüpfen	36
	2.7	Wie müssen Ziele formuliert sein?	37
	2.8	Tipps, Trends, Kernaussagen zum Thema Ziele	39
3	**Prioritäten schaffen Fokussierung aller Kräfte im Alltag**		**41**
	3.1	Prioritäten in der Lebensplanung	41
		3.1.1 Partnerschaften miteinbeziehen	44
		3.1.2 Die Eisenhower-Matrix	44
	3.2	Tipps, Trends, Kernaussagen zum Thema Prioritäten	50
4	**Aufgabenplanung**.....................................		**51**
	4.1	Den Sinn im Wesentlichen finden – und ihn einplanen	51
	4.2	Aus Zielen ergeben sich Aufgaben	52
	4.3	Das Pareto-Prinzip	54
	4.4	Tipps, Trends, Kernaussagen zum Thema Aufgabenplanung	56
5	**Zeitplanung**		**57**
	5.1	Proaktiv (Führungs-)Zeit blocken	57
	5.2	Planung von Arbeit und Zeit	58
	5.3	Planung ist das halbe Leben	60
	5.4	Machen Sie einen Plan und bleiben Sie flexibel – auf der Arbeit *und* privat	62
	5.5	Tipps, Trends, Kernaussagen zum Thema Zeitplanung	63
6	**Einflüsse von außen bewusst steuern – Umgang mit Unterbrechungen, Ablenkungen und Störungen**		**65**
	6.1	Lernen, sich abzugrenzen	65

	6.2	Lernen, Nein zu sagen	66
	6.3	Kommunikationskanäle und Medien	70
		6.3.1 Manchmal besser persönlich sprechen	73
		6.3.2 Die Botschaft am Telefon	74
	6.4	Tipps, Trends, Kernaussagen zum Thema Unterbrechungen	76
7	**Ordnung und Struktur**		**78**
	7.1	Vorbereitung der Vorbereitung	78
	7.2	Wiedervorlagesysteme – übersichtliche Strukturen entlasten	79
	7.3	Kenne die Tools und Werkzeuge	81
	7.4	Tipps, Trends, Kernaussagen zum Thema Ordnung und Struktur	81
8	**Meetings und Besprechungen**		**83**
	8.1	Bessere Besprechungen durch Tagesordnung und Protokolle	83
	8.2	Regeln, Tipps und Vorgehensweisen bei Besprechungen	84
	8.3	Externe Besprechung	86
	8.4	Tipps, Trends, Kernaussagen zum Thema Meetings und Besprechungen	88
9	**Delegation**		**90**
	9.1	Lernen, richtig zu delegieren	90
	9.2	Delegation über Autoritätsstufen	90
	9.3	Tipps, Trends, Kernaussagen zum Thema Delegation	95
10	**Prokrastination**		**96**
	10.1	Unangenehm, schwirig, hart oder langweilig?	96
	10.2	Tipps, Trends, Kernaussagen zum Thema Prokrastination	100

11	**Zeitmanagement im Team**	**102**
11.1	Team-Zeitmanagement – an andere denken und sich gegenseitig beeinflussen	102
11.2	Tipps, Trends, Kernaussagen zu Zeitmanagement im Team	104

12	**Psychoedukation und Gesundheitsvorsorge – »Vieles ist logisch, noch mehr ist psychologisch«. Wie wir uns und unsere Psyche besser verstehen und schützen können**	**105**
12.1	Belastung und Stress	105
	12.1.1 Das persönliche Belastungsempfinden	105
	12.1.2 Die Hauptursachen von Belastungen	108
	12.1.3 Chronischer Stress	109
	12.1.4 Das Vulnerabilitäts-Stressmodell	111
12.2	Psychische Erkrankungen – tabuisiert, verleugnet, verdrängt und doch präsent	113
12.3	Burnout	115
	12.3.1 Burnout – Was ist das eigentlich?	115
	12.3.2 Phasen des Burnouts	117
	12.3.3 Ursachen von Burnout	119
12.4	Depressionen	126
12.5	Sucht – Substanzgebundene und -ungebundene Abhängigkeiten	130
12.6	Seelisches Trauma und posttraumatische Belastungsstörung	133
12.7	Handlungsempfehlungen für Führungskräfte	136
	12.7.1 Anpassungsleistungen auf Basis des Vulnerabilitäts-Stressmodells	136
	12.7.2 Mitarbeitende (vor sich selbst) schützen	139
	12.7.3 Was tun, wenn eine psychische Erkrankung vermutet wird?	142
	12.7.4 Umgang mit extremen Stresserlebnissen und potenziell traumatischen Ereignissen	145

	12.8	Gesundheitsvorsorge – grundsätzliche Ansätze zum Schutz der Seele im pflegerischen Alltag	147
		12.8.1 Resilienz – die psychische Widerstandskraft	147
		12.8.2 Die Salutogenese – Verstehbarkeit, Handhabbarkeit und Sinnhaftigkeit schaffen Kohärenz	152
13	**Schlusswort**		**157**
Literatur			**159**
Stichwortverzeichnis			**163**

1 Zusammenhänge und Einflussmöglichkeiten im Ziel-, Zeit- und Selbstmanagement

1.1 Zeitmanagement ist immer auch Selbstmanagement

Im vorliegenden Buch geht es nicht nur darum zu lernen, To-do-Listen anzulegen und abzuarbeiten oder den Outlook-Kalender zu pflegen. Es geht vielmehr darum, das eigene Leben, das eigene Ich ganzheitlich zu betrachten. Das klingt gewaltig, ist aber für ein erfolgreiches Ziel-, Zeit- und Selbstmanagement unerlässlich. Dabei wird das eigene Ich nicht nur im Kontext von Karriere oder Funktion überprüft, sondern auch im Zusammenhang mit Privatleben, Partnerschaft und letztendlich auch Selbstverwirklichung. Also die Entscheidungen, die jeder Mensch mit sich selber ausmacht – ohne Einfluss von außen. Auch dazu werden Sie mehr auf den folgenden Seiten erfahren.

Folgende vier Felder gilt es, miteinander in Beziehung zu setzen: Wann ist die richtige Zeit für den *Beruf und die Karriere, Familie und Partnerschaft, Funktion und Stelle* und die eigene *Persönlichkeit, das »Ich«* (▶ Abb. 1)?

Wer die folgenden Tipps und Strategien berücksichtigt, wird lernen, diese vier Quadranten immer wieder aufs Neue auszutarieren – mit sehr viel Rücksicht auf persönliche Befindlichkeiten und Bedürfnisse. So gibt es beispielsweise Zeiten, in denen eine neue berufliche Herausforderung angenommen wird in der Gewissheit, sich eine bestimmte Zeit quasi von der Familie und dem Freundeskreis »abzumelden«, um sich auf diese neue Aufgabe zu konzentrieren. In Momenten, in denen Familienplanung eine besondere Rolle spielt, Kinder geboren oder ein Haus gekauft wird, ist das Engagement da-

Beruf / Karriere / Entwicklung	Familie / Partnerschaft / Kinder
• Was ist meine Tätigkeit in fünf Jahren? (Vision) • Welche Ziele muss ich dafür verfolgen? • Welche Qualifizierung muss ich machen? • An welchen Werten möchte ich meine Arbeit orientieren? (Selbstverständnis)	• Wie pflege ich die Beziehung zu meiner*meinem Partner*in und meinen Kindern aktiv? • Welche gemeinsamen Ziele haben mein*e Partner*in und ich? • Wie unterstütze ich meine*n Partner*in? • Wie gestalte ich die Wochenenden mit meiner*meinem Partner*in?
Funktion / Stelle	**Ich / Mich**
• Was will ich erreichen? • Wie schaffe ich eine Struktur, die mich unterstützt? • Wie gestalte ich die Beziehungen zum Chef und zu Kolleg*innen? • Welche Mindeststandards im Ziel-, Zeit- und Selbstmanagement setze ich mir?	• Wann habe ich zum letzten Mal einen Bestseller gelesen? • Wie ist meine sportliche Fitness? • Wie pflege ich aktiv Freundschaften? • Wann war ich im Kino oder im Theater? • Ernähre ich mich gesundheitsbewusst?

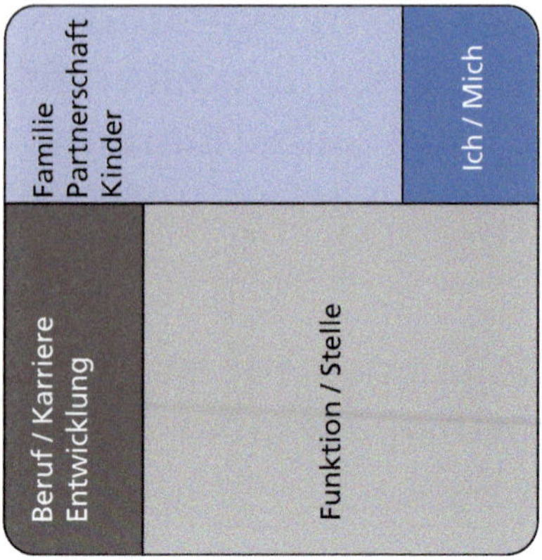

Abb. 1: Die Vier Felder

heim wichtiger als im Job. Die Arbeit wird erledigt, und zwar gut, aber mehr auch nicht. Karriere muss in diesen Zeiten hinten anstehen. Man erkennt: Alles hat seinen Stellenwert und fordert dann eben auch entsprechend Zeit. Vertiefende Aspekte zu den vier Feldern finden sich unter dem Kapitel *Prioritäten in der Lebensplanung* (▶ Kap. 3.1).

> Persönlicher Lebenserfolg wird oftmals eher empfunden, wenn die vier Quadranten *Beruf*, *Funktion*, *Familie* und *Ich* über einen Zeitraum von vier bis fünf Jahren in einem für Sie selbst bewusst definierten gesunden Verhältnis zueinander stehen.
>
> Dabei bedeutet Gleichgewicht nicht notwendigerweise, dass alle Bereiche gleich groß sind, sondern so gewichtet und tariert, dass eine innere stabile Zufriedenheit für eine äußere Stabilität sorgen kann. Langfristig ist es sinnvoll, diese Gewichtung regelmäßig zu überprüfen. Ein guter Zeitpunkt dafür sind beispielsweise Geburtstage oder Jahreswechsel, um Veränderungen in den eigenen Lebensumständen zu berücksichtigen und gegebenenfalls aufgrund der Veränderung auch Maßnahmen in den Gewichtungen abzuleiten.

1.1.1 Situationsanalyse

Wir leben in einer komplexen vernetzten Welt mit hohen Ansprüchen und noch mehr ökonomischem Druck, die von uns Flexibilität und Mobilität erwartet. Wer erfolgreich sein will, muss die unterschiedlichsten Aufgaben auf diversen Schwierigkeitsebenen genauso meistern wie den Anspruch an Bedarfs- und Patientenorientierung. Sicher ist nur der Wandel. Dabei ist die Gefahr, zu den »Getriebenen« zu gehören, groß. Und die Situation wird nicht leichter. Wir erleben

- einen hohen Veränderungsdruck aufgrund des zunehmenden wirtschaftlichen Wettbewerbs,
- unsichere gesundheitspolitische Rahmenbedingungen,
- hohe Arbeitsbelastungen durch unbesetzte Stellen in der Pflege,
- eine zunehmende Belastung durch Dokumentationspflichten und andere administrative Aufgaben,

- eine steigende Informationsvielfalt auf fachlicher und organisatorischer Ebene,
- medizinische Möglichkeiten der einzelnen Fachdisziplinen, die sich immer schneller weiterentwickeln.

1.1.2 Pflege – vorprogrammierter Zusammenbruch?

Nicht erst mit der Corona-Krise rückten die dauerhaften Belastungen der Menschen in Pflegeberufen in den Mittelpunkt der Berichterstattungen: Mehr als 60 % aller Pflegekräfte geben an, von drei oder mehr psychosomatischen Beschwerden betroffen zu sein. Dazu gehören u. a. Schlaflosigkeit, Kopfschmerzen und chronische Müdigkeit. Diese Zahlen schlagen sich auch in der Statistik der Krankmeldungen nieder. Und ein weiterer Punkt belastet die Branche spürbar: Noch niemals waren so viele Menschen in Pflegeberufen bereit, den Job zu wechseln. Nach Zahlen der Krankenkassen sind Pflegekräfte überdurchschnittlich oft und auch länger krankgeschrieben. Das berichtet beispielsweise die Techniker Krankenkasse (TK) in ihrem Gesundheitsreport 2019. Für den Report wertete die Kasse die Krankschreibungen und Arzneimittelverordnungen der rund 5,2 Millionen bei der TK versicherten Erwerbspersonen aus. Danach fallen Kranken- und Altenpflegekräfte im Schnitt jährlich für rund 23 Tage krankheitsbedingt aus (siehe Die Techniker Krankenkasse 2019). Das sind acht Tage und über 50 % mehr als in der Vergleichsgruppe aller Beschäftigten (15 Tage). Besonders betroffen davon ist laut des Reports die Altenpflege. Mit einem Krankenstand von 6,94 % haben die Mitarbeitenden höhere Fehlzeiten als ihre Kolleg*innen in der Krankenpflege mit 6,02 %.

Besonders viele Fehltage in den Pflegeberufen gehen auf das Konto von psychischen Störungen und Krankheiten des Bewegungsapparats, insbesondere bei Frauen. Während berufsübergreifend jeder Beschäftigte durchschnittlich 2,47 Tage aufgrund einer psychischen Diagnose krankgeschrieben war, beliefen sich die Fehltage in den Pflegeberufen auf durchschnittlich 4,63 Tage. Das sind rund 87 % mehr. Aufgrund von Muskel- und Skelett-Erkrankungen fehlte jede*r Beschäftigte 2,61 Tage – bei den Menschen in Pflegeberufen waren es mit 4,78 Tagen 83 % mehr. Der Gesundheitsreport zeigt, dass Pflege deutlich stärker als andere Berufe auf die Gesundheit geht, besonders auf Rücken und Psyche (Die Techniker Krankenkasse 2019).

Bereits 2017 fehlten laut einer Studie der Hans-Böckler-Stiftung (2022) deutschlandweit mehr als 100.000 Pflegekräfte – mit steigender Tendenz. Die Prognosen sind düster: Der Pflegereport der Bertelsmann Stiftung prognostiziert, dass bis 2030 fast 500.000 Vollzeitkräfte in der Pflege fehlen werden, wenn sich die derzeitigen Trends fortsetzen (Bertelsmann Stiftung 2012).

Im Umkehrschluss heißt das: Fehlen Pflegekräfte, müssen die anderen mehr leisten. Das wiederum führt zu mehr Beanspruchungen, die in einem erhöhten Krankheitsrisiko münden, welches wiederum die erhöhten Fehlzeiten und Erwerbsminderungsrenten antreibt. Daraus folgt häufig, dass ganze Stationen schließen müssen – ein Teufelskreis, den auch der BARMER Pflegereport 2020 aufgreift (Barmer Institut für Gesundheitssystemforschung 2020). Die Politik hat das zwar erkannt und endlich erste Handlungsimpulse gesetzt, aber aktuell sind diese Veränderungen weder vollumfänglich an der Basis angekommen noch ausreichend. Dabei ist das Potential der möglichen Rückgewinnung von Pflegekräften für den Pflegeberuf enorm. Um hier nur eine positive Zahl als Lichtblick zu nennen: Mindestens 300.000 Vollzeit-Pflegekräfte stünden in Deutschland theoretisch durch Rückkehr in den Beruf oder Aufstockung der Arbeitszeit zusätzlich zur Verfügung – sofern sich die Arbeitsbedingungen in der Pflege deutlich verbessern, so die Ergebnisse der Studie »Ich pflege wieder, wenn…« (siehe Hans-Böckler-Stiftung 2022).

1.1.3 Der Stressfaktor in Kliniken und Krankenhäusern

Belastungsgefühle sind immer subjektiv und unterscheiden sich daher von Mensch zu Mensch. Ein Beispiel: Bei einem unerwartet hohen Krankenstand auf Station reagieren die einen mit großer Verzweiflung und dem Gefühl, der Belastung nicht gewachsen zu sein. Sie fühlen sich stärker beansprucht. Andere wiederum sehen die Situation pragmatischer und registrieren zunächst, dass zwar der Krankenstand hoch sein mag, aber dafür die Station eventuell gar nicht voll belegt ist – also in diesem Fall das kleinere Pflegeteam auch weniger Patient*innen versorgen muss. Dieses Beispiel verdeutlicht, dass der Blick auf die tatsächliche Arbeitslast bei den einen getrübt, bei anderen eher klar ist. Oder auch: Bei den einen ist das Glas halb leer, bei den anderen halb voll – obwohl stets die gleiche Menge Wasser enthalten ist.

Um Arbeit gut und zufriedenstellend zu erledigen, ist viel mehr nötig als allein der Wunsch danach. Das beste Zeitmanagement läuft ins Leere, wenn

- die Prozesse ineffizient sind und zu viel Bürokratie die Menschen blockiert,
- die Strukturen nicht ineinandergreifen oder keine konkreten Abstimmungen erfolgen.

Genauso zeitfressend sind Unordnung und Chaos. Wer seine Zeit mit Suchen verplempert, kann auf Dauer nicht effektiv arbeiten.

Es könnte allerdings sehr viel einfacher sein: Wer simple Rituale schafft und sich an diese konsequent hält, erleichtert sein Leben deutlich. Ein Schlüssel, der *immer* und *unter allen Umständen* an derselben Stelle abgelegt wird, liegt immer an genau dieser Stelle – und muss nicht gesucht werden. Das spart Zeit, Nerven und entlastet enorm. Dieses Beispiel ist auf beinahe alle Lebensbereiche übertragbar.

Oberärztin Dr. Mira Müller legt fest, dass der Patient Maier nach seiner OP vom Auswachraum auf die Station verlegt werden soll. Nach zwei Stunden erkundigt sie sich nach ihrem Patienten und stellt fest, dass er immer noch im Aufwachraum liegt und eine Verlegung bislang nicht erfolgte. Sie ist verärgert und geht die Pflegekräfte an. Dabei ist dieses Verhalten ungerecht, da niemand vorher überprüft hat, ob auf der Station bereits ein Bett für diesen Patienten frei ist. Hier liegt der Fehler eindeutig im System und in den insuffizienten Prozessen. Erst nachdem klar wird, dass hier Abhilfe geschaffen werden muss, werden die Abläufe neu strukturiert. Nach einem runden Tisch mit allen Beteiligten wird vereinbart, dass künftig alle Patient*innen innerhalb von 30 Minuten den Aufwachraum verlassen müssen, um Platz für nachfolgende Patient*innen zu schaffen. Vor allem wird geklärt, wer sich auf der Station nach freien Betten erkundigt und den Transportdienst rechtzeitig beauftragt.

Die Metapher der »Bühne des Geschehens« verdeutlicht, wo die Position einer Führungskraft in solchen Situationen sein sollte, nämlich auf der Bühne. Eine Führungskraft darf nicht im Publikum sitzen und lediglich zusehen, was im Rampenlicht geschieht. Wer lieber im Parkett sitzt, sichert lediglich seine Existenz. Mehr nicht. Das Gegenteil ist entscheidend: Als Führungskraft muss man Teil des Geschehens sein, aktiv mitgestalten und auch erkennen, ob man eher Teil der Lösung oder vielleicht doch auch Teil des Problems ist. Es gilt dabei die alte Volksweisheit: *Wer nicht gestaltet, wird gestaltet.* Das trifft auch auf das Ziel-, Zeit- und Selbstmanagement in dem Bereich zu, für den man verantwortlich ist.

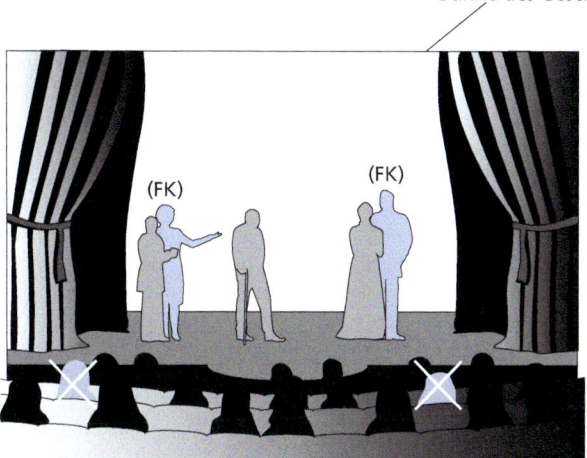

Abb. 2: Die Bühne des Geschehens

> Lernen Sie, Ihre Kräfte und die Ihrer Mitarbeitenden auf Wesentliches zu konzentrieren. Es ist eine zentrale Aufgabe einer Pflegeleitung, die Mitarbeitenden zu entlasten. Nutzen Sie dabei – auch zu Ihrer eigenen Entlastung – moderne Instrumente der Mitarbeiterführung wie das Führen nach Reifegraden oder die Bindungsanalyse (siehe Band 1). Das entlastet Mitarbeitende genauso wie die Führungskraft.

1.1.4 »Existenzsicherer« und »Selbstgestalter«

Ein weiteres anschauliches Bild, das die Bedeutsamkeit aufzeigt, aktiv auf der Bühne des Geschehens mitzuspielen, ist der Archetyp des »Selbstgestalters« in Abgrenzung zum »Existenzsicherer«. Während Existenzsicherer versuchen, eine Schicht nur zu »überleben«, nicht agieren, sondern lieber nur reagieren, auf das, was andere sagen oder fordern, und sich fremdbestimmen lassen, sind Selbstgestalter genau das Gegenteil. Diese Zeitgenossen führen To-do-Listen, überlegen, zu welchem Meeting sie gehen und zu welchem nicht, können »Nein« sagen und erkennen, wann ihre Leistung nicht mehr passt und es an der Zeit ist, sich weiter zu qualifizieren. Sie warten nicht auf die Impulse anderer, sondern setzen sich diese selbst.

Existenzsicherer sind außen-, Selbstgestalter stärker innengesteuert. Als bestes Beispiel für Selbstgestalter gelten die Bremer Stadtmusikanten: In dem Märchen der Gebrüder Grimm soll der alte Esel geschlachtet werden und flieht. Unterwegs trifft er auf den Hund, den Hahn und den Kater – allen Tieren droht das gleiche Schicksal. Also schließen sie sich zusammen und werden später zu Helden, da sie durch ihren Gesang eine Bande Räuber vertreiben. Sie sind mutig losgezogen, um selbstbestimmt ihr Glück zu suchen – und haben es selbstbestimmt am Ende auch gefunden. Mit Hilfe ihres Mantras »etwas Besseres als den Tod finden wir allemal« springen sie dem »Schlachter von der Schippe« und lassen sich fortan nicht mehr von anderen an einem »Nasenring« durchs Leben ziehen.

Ob wir Selbstgestalter sind, hängt davon ab, ob wir

- selbstständig erkennen, wenn wir aktuellen Anforderungen nicht entsprechen können,
- uns selbst Aufträge zur Entwicklung erteilen und nicht auf Aufträge warten,
- nach Wegen suchen, uns selbst zu motivieren und für andere diese Voraussetzung schaffen und
- uns trauen, uns von denen zu trennen, die einseitig unsere Energie ziehen, und im Miteinander auf die Balance von Geben und Nehmen achten.

1.2 Zeitsünden

1.2.1 Effektivität, Effizienz und typisches Fehlverhalten im Selbstmanagement

Die eigene Zeit selbst zu gestalten bedeutet auch, sich die eigenen Arbeitsweisen, Handlungen und deren Konsequenzen bewusst zu machen, zu reflektieren, kritisch zu prüfen und ggf. das eigene Verhalten aktiv zu verändern. Denn in der Verwendung (und Verschwendung) der eigenen 24 Stunden, die einem jeden Menschen täglich gegeben werden, ist jede*r Einzelne für sich nicht nur bisweilen Opfer äußerer Umstände, die nicht verändert werden können, da man beispielsweise dem Willen anderer ausgeliefert ist – viel häufiger als gedacht ist man selbst auch »Täter«, und dies häufig unbewusst. Viel zu oft machen wir uns eben nicht bewusst, was wir gerade tun und wie wir etwas tun. Im Gegenteil: Wir scheinen nie genug Zeit zu haben, obwohl wir genauso viel Zeit zur Verfügung haben wie alle anderen auch. Das Problem ist nicht Zeitmangel, sondern zu entscheiden, wie wir die Zeit nutzen, die wir haben.

Zentral sind dabei die Fragen nach der Effektivität unseres Handelns (Tue ich die richtigen Dinge?) und nach der Effizienz (Tue ich diese Dinge richtig?). Beides zugleich ist für ein erfolgreiches Ziel-, Zeit- und Selbstmanagement wichtig.

Bisweilen arbeiten wir nämlich auf diese oder jene Art und Weise, weil wir es einfach »schon immer so gemacht haben«. Viele Verhaltensroutinen und -gewohnheiten liegen unter der Bewusstseinsschwelle, werden nicht mehr hinterfragt oder wurden von anderen (Kolleg*innen, Führungskräfte, Mentor*innen, Vorbilder) durch Beobachtung unreflektiert übernommen. Bisweilen schleichen sich auch ineffektive und/oder ineffiziente Verhaltensweisen im Alltag ein, die nur kurzfristig Entlastung zu bringen scheinen. Oder aber Tätigkeiten, die als zu aufwendig oder anstrengend erlebt werden, obwohl sie hilfreich wären, bleiben liegen. Langfristig fallen einem kurzfristige und einfache Lösungen fast immer »auf die Füße«.

Diesen eigenen Anteil an mangelnder Effektivität und Effizienz im Arbeitsalltag – und damit auch das Gefühl »nichts geschafft« zu haben – gilt es im Selbstmanagement zu prüfen, zu hinterfragen und ggf. auch konsequent abzustellen bzw. zu verändern, um den eigenen anstrengenden Arbeitsalltag unbewusst nicht auch noch durch eigenes Fehlverhalten zu torpedieren.

Hier finden Sie zehn typische Zeitsünden, die häufig im Alltag von Pflegeleitungskräften vorkommen:

1. Mangelnde Konsequenz und Selbstdisziplin
2. Der Versuch, zu viel oder alles auf einmal zu tun
3. Keine Ziele, Prioritäten oder Tagespläne aufzustellen
4. Telefonische Unterbrechungen, Ablenkungen
5. Unangemeldete Besucher, externe Störungen
6. Die Unfähigkeit, *Nein* sagen zu können
7. Zu viel Papierkram und Lesestoff, voller Schreibtisch
8. Langwierige, überflüssige Besprechungen
9. Perfektionismus und ein zu hoher Anspruch, alles selber machen zu wollen
10. Aufschieben (Prokrastination) unangenehmer Arbeiten

Um diesen Verhaltensweisen, Situationen und auch äußeren Einflüssen konsequent entgegenzuwirken bzw. einen souveränen Umgang mit ihnen zu finden, bedarf es eines eigenen Rüstzeugs in Form von Wissen, Werkzeugen und Methoden. Allerdings genügt es nicht allein, etwas nur zu wissen. Man muss auch danach handeln. Wissen ohne Handeln ist nutzlos. Verhaltensänderungen können dabei besonders gut über konkrete Aktionspläne definiert und angegangen werden.

> Manche Führungskräfte in der Pflege hadern bisweilen mit ihrer Rolle als Führungskraft. Dies hat häufig unmittelbare Konsequenzen für das Selbstmanagement, da sie die Rolle der Leitung nicht vollständig und vor allem nicht positiv besetzen. In der Folge kann es dann dazu kommen, sich selbst immer noch mehr Fachaufgaben aufzuladen bzw. sich bisweilen sogar regelrecht lieber »ans Bett zu flüchten«, da in der eigenen Versorgung der Patient*innen schneller eine positive Rückmeldung und Bestätigung winkt als in den Führungsaufgaben.
>
> Dieses Problem zu lösen, ist allerdings in erster Linie keine Frage des besseren Selbstmanagements, sondern bedarf – manchmal auch mit Hilfe von außen – einer kritischen Reflexion des eigenen Rollenverständnisses als Leitungskraft. Auch die Reflexion der inneren und äußeren Blockaden, die das Einnehmen dieser Rolle schwierig machen, sind zielführend. Hintergründe gibt es viele; möglicherweise ist die Führungskraft inzwischen ehemaligen Kolleg*innen vorgesetzt und hat sich noch nicht in die neue Rolle eingefunden. Oder es ist die Befürchtung, in der neuen Rolle Distanz und Ablehnung statt Anerkennung zu bekommen.

1.2.2 Der Weg, Veränderungen durchzusetzen und Aktionspläne zu erstellen

»Gewohnheiten sind der Schlüssel zum Erfolg. Erfolgreiche Menschen machen es sich zur Gewohnheit, Dinge zu tun, die andere ungern tun.« (Earl Nightingale, US-Autor, 1921–1989)

Wer etwas an seinem gewohnten Lebens- oder Arbeitsstil verändern möchte, sollte zunächst überprüfen, wie sehr diese Veränderung wirklich gewollt ist. Manches lässt sich leicht verändern, andere Dinge brauchen mehr Zeit, Geduld und Strategie. Ein bestimmtes Verhalten löst ein anderes Verhalten aus, das wiederum ein weiteres Verhalten beeinflusst. Alles greift ineinander. Oftmals haben sich bereits Gewohnheitsketten gebildet, die hartnäckig sind und resistent gegen Veränderungen scheinen. Hier bedarf es dann besonderer Energie und natürlich Geduld. Im Schnitt benötigt das Aneignen neuer Gewohnheiten und Veränderungen im Arbeitsalltag mindestens drei Monate, wenn man konsequent dabeibleibt und regelhaft dazu kommt, das neue Verhalten zu wiederholen und zu üben. Hartnäckige Verhaltensänderungen können auch längere Zeit in Anspruch nehmen, manchmal bis zu acht Monate (Lally et al. 2009).

Wer negative Gewohnheiten ablegen und durch positive ersetzen möchte, sollte folgende Schritte beherzigen:

1. Zunächst wird bestimmt, welche Gewohnheit abgelegt werden soll. Um genau festzulegen, welche Verhaltensweisen geändert werden sollen, muss zunächst exakt beobachtet werden, in welchen Situationen diese auftreten. Je mehr man darüber weiß, was, warum und wann getan wird, desto leichter können schädliche Gewohnheiten erkannt werden.
2. Anschließend muss definiert werden, welche neue Gewohnheit anstelle der alten entwickelt werden soll. Am besten ist es, alles schriftlich zu fixieren und die neue Gewohnheit detailliert zu beschreiben. Ehrlichkeit ist die Grundvoraussetzung für den Erfolg. Alle notwendigen Informationen werden gesammelt und vor dem inneren Auge wird die neue Rolle bereits geübt. Der Aktionsplan sollte realistisch sein. Es kann auch helfen, mögliche Stolpersteine und herausfordernde Situationen festzuhalten, die einen vom Pfad abbringen könnten. Sinnvoll ist es, sich dafür bereits zu Beginn Maßnahmen und Verhaltensweisen zu überlegen, die trotz widriger Umstände dabei unterstützen, bei der neuen Gewohnheit zu bleiben.
3. Dann hilft nur noch Konsequenz, gerne auch mit sehr viel Transparenz, begleitet durch Rituale und Routinen. Zettel an den Wänden helfen beim Erinnern. Auslöser sind wichtig und Gewohnheiten stehen in Wechselbeziehungen zu anderen Gewohnheiten. Manchmal muss die ganze Umgebung geändert bzw. angepasst werden, damit neue Gewohnheiten passen und sich etablieren können. Selbstdisziplin bedeutet dabei, dass Sie das tun,

was Sie als richtig anerkannt haben, unabhängig davon, ob Sie sich gerade danach fühlen.
4. Niemals abweichen, bevor die neue Gewohnheit nicht fest etabliert ist! Die meisten Menschen praktizieren neue Gewohnheiten von Zeit zu Zeit, andere häufiger, aber nur wenige Menschen bleiben dauerhaft am Ball. Das kennen viele von den Silvestervorsätzen. Eine nur teilweise gelebte Konsequenz kann keine neue Gewohnheit schaffen. Diese entsteht nur durch konsequente und dauerhafte Übung. Wer vom Kurs abkommt, muss von vorne anfangen. Je öfter das passiert, desto schwerer fällt die Veränderung. Der Schlüssel zur Disziplin ist Willenskraft. Wenn Sie etwas stark genug wollen, werden Sie auch genug Selbstdisziplin aufbringen, es zu tun.
5. Um Unterstützung zu bitten ist in diesem Fall ein Zeichen der Stärke. Nur wenigen gelingt eine dauerhafte Veränderung ohne die Hilfe anderer. Wer mit dem Rauchen aufhören will, darf von Kolleg*innen keine Zigarette mehr angeboten bekommen. Wer ein starkes Team aus Unterstützer*innen hat, wird leichter eine neue Gewohnheit festigen und schneller und dauerhaft das gesetzte Ziel erreichen. Warten Sie aber dabei nicht darauf, dass jemand anderes den ersten Schritt auf Sie zu macht; gehen Sie es selber an, andere einzubinden.
6. Langsam anfangen und sich genauso langsam steigern. Wer alles auf einmal ändern möchte, ist zum Scheitern verurteilt. Konzentrieren Sie sich auf Schlüsselbereiche. Wenn Sie diese beherrschen, wenden Sie sich weiteren zu.

Also: Halten Sie durch! Nichts auf der Welt kann Ihre Ausdauer und Disziplin ersetzen. Denn »Ob Sie es glauben, dass Sie etwas können oder Sie glauben, dass Sie es nicht können – Sie haben Recht!« (Henry Ford, US-amerikanischer Erfinder und Automobilpionier, 1863–1947).

2 Ziele als Antreiber und Schutzschild

2.1 Zeit für Ziele heißt Zeit fürs Leben

»Sage mir, wie Du Deine Zeit verbringst und ich sage Dir, wer Du bist.«
(In Anlehnung an das Goethe-Zitat »Sage mir, mit wem du umgehst, so sage ich dir, wer du bist«)

Wer sein Leben meistern möchte, sollte sich fragen, welches Leben geführt wird und wer man eigentlich sein will. Wer seine Zeit auf seine Weise nutzen will, muss sich Ziele setzen – vor allem Ziele zu der Frage, wer man ist oder sein will.

Ziele sind ein wichtiger Schlüssel zu einem erfolgreichen Leben. Viele Menschen bleiben erfolglos, weil sie keine bestimmten Ziele verfolgen. Und mit Erfolg ist hier Lebenserfolg gemeint und nicht allein der berufliche Erfolg. Viele Menschen wechseln ziel- und planlos von einer Aktivität in die nächste und hoffen, dass sich die Dinge irgendwie von selber regeln oder sich andere darum kümmern werden.

Was Menschen als wichtig erachten, lässt sich grob in fünf Bereiche einteilen:

- Physiologische Grundbedürfnisse wie Hunger und Durst
- Sicherheitsbedürfnisse, wie ein Dach über dem Kopf oder ein sicherer Arbeitsplatz
- Soziale Kontakte für Geborgenheit und Austausch,
- Bedürfnisse nach Anerkennung wie Erfolg und Status,
- Bedürfnisse nach Selbstverwirklichung und freier Entfaltung

Grundlage ist die Maslow'sche Bedürfnispyramide (siehe Band 2: Gesprächsführung). Das Modell geht davon aus, dass diese menschlichen Bedürfnisse hierarchisch angeordnet sind und sich nach oben zuspitzen. Nur wenn eine Ebene erfüllt ist, treten neue Bedürfnisse einer höheren Ebene in den Vordergrund – alles in Korrespondenz mit der Zeit, die die Erfüllung der Ziele in Anspruch nimmt (▶ Abb. 3). Deshalb sind Ziele so unendlich bedeutsam: Sie helfen dabei, die Zeit für sich persönlich in der Bedeutsamkeit einzuschätzen und damit möglichst optimal zu nutzen.

Leider kommt die Planung eigener Ziele oftmals zu kurz, wenn man nur außengesteuert agiert. Nach David Riesmann, amerikanischer Soziologe und Erziehungswissenschaftler, wird sich die Gesellschaft in den kommenden Jahrzehnten spalten in Menschen, die außen- oder innengesteuert sind (Riesmann et al. 1958). Er betrachtet dabei die Entwicklung seit den 1950er Jahren. Außengesteuerte Menschen reagieren nur auf die Reize, die von außen auf sie einströmen. Eine außengesteuerte Pflegeleitung beispielsweise checkt morgens zunächst die eingegangenen E-Mails und kümmert sich anschließend um deren vollständige Beantwortung, weil sie sich eher von den E-Mails getrieben fühlt, als Gespräche mit den Mitarbeitenden zu suchen. Innengesteuerte Persönlichkeiten hingegen wissen, was sie wollen, sind vorbereitet, verfolgen das Angestrebte, haben Ziele und priorisieren bei den E-Mails lediglich den Überblick und deren Sortierung nach Wichtigkeit und Dringlichkeit. Ziele wirken wie eine halbdurchlässige Zellmembran: Man lässt nur Reize und Anstöße durch, die helfen, die gesetzten Ziele zu erreichen. Wer weiß, was nötig ist, tut das, was ihn oder sie vorwärtsbringt und lässt andere Dinge eher außen vor.

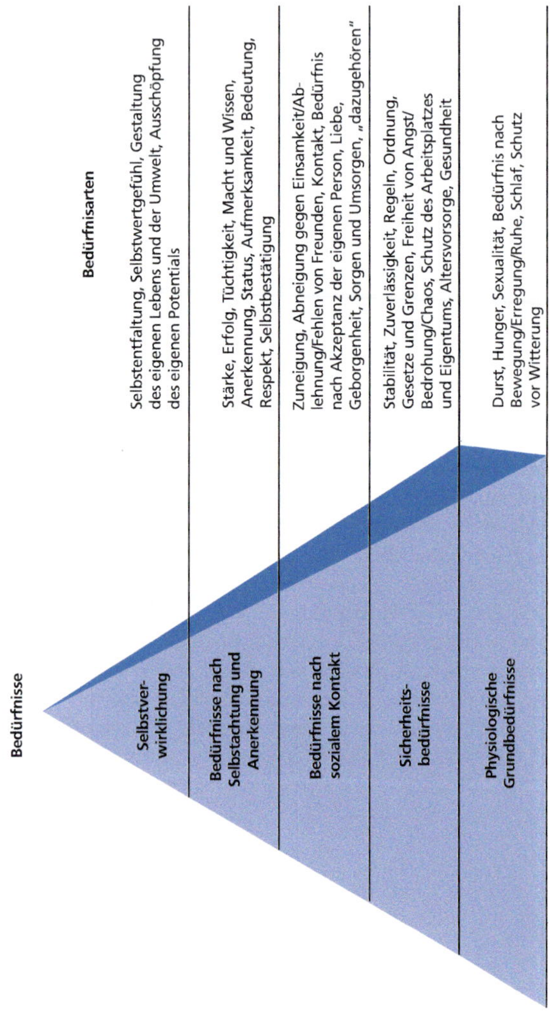

Bedürfnisse	Bedürfnisarten
Selbstverwirklichung	Selbstentfaltung, Selbstwertgefühl, Gestaltung des eigenen Lebens und der Umwelt, Ausschöpfung des eigenen Potentials
Bedürfnisse nach Selbstachtung und Anerkennung	Stärke, Erfolg, Tüchtigkeit, Macht und Wissen, Anerkennung, Status, Aufmerksamkeit, Bedeutung, Respekt, Selbstbestätigung
Bedürfnisse nach sozialem Kontakt	Zuneigung, Abneigung gegen Einsamkeit/Ablehnung/Fehlen von Freunden, Kontakt, Bedürfnis nach Akzeptanz der eigenen Person, Liebe, Geborgenheit, Sorgen und Umsorgen, „dazugehören"
Sicherheitsbedürfnisse	Stabilität, Zuverlässigkeit, Regeln, Ordnung, Gesetze und Grenzen, Freiheit von Angst/Bedrohung/Chaos, Schutz des Arbeitsplatzes und Eigentums, Altersvorsorge, Gesundheit
Physiologische Grundbedürfnisse	Durst, Hunger, Sexualität, Bedürfnis nach Bewegung/Erregung/Ruhe, Schlaf, Schutz vor Witterung

Abb. 3: Maslow'sche Bedürfnispyramide

2.2 Die Bedeutung von Zielen im Selbstmanagement

> »Wer den Hafen nicht kennt, in den er segeln will, für den ist kein Wind der richtige.« (Lucius Annaeus Seneca, römischer Philosoph, gestorben 65 n. Chr.)

Schon Seneca wusste, wie wichtig Ziele im Leben sind. Ziele zeigen Wege auf und helfen, sich im Dschungel des Lebens zurechtzufinden. Ziele sind beispielsweise auch, sich als Führungskraft über die eigenen Aufgaben und Bestimmungen klar zu werden. Es gilt, dem Team immer wieder zu vermitteln, was die sinnstiftenden Inhalte der Arbeit, also die Ziele, sind. Dann identifizieren sich die Mitarbeitenden eher mit den formulierten Zielen. Sind sie ihnen klar und deutlich, fungieren sie als Motivatoren und wie Leitplanken für das »Spielfeld« Leben und Arbeit. Sie geben den Rahmen, in dem sich alle Beteiligten sicher und gern bewegen. Zielverbindlichkeit gibt Sicherheit und Klarheit.

Ziele sind wie Magneten, die Menschen ausrichten. Dabei muss ein Ziel nicht immer *groß* sein. Manchmal reicht es schon, sich selber wertzuschätzen und sich beispielsweise als Ziel zu setzen, keine Überstunden zu machen, die eigene Arbeitsbelastung nicht aus den Augen zu verlieren oder sich wirklich nur auf die originären, eigenen Aufgaben zu konzentrieren. Natürlich gibt es immer wieder Ausnahmen und Arbeiten, die »über den Durst« erledigt werden müssen. Dennoch gilt es, auch hier den Überblick zu behalten. Denn nichts ist schlimmer für die eigene Seelenhygiene, als plötzlich – oder immer wieder aufs Neue – mit mehr Arbeit belastet zu sein als eigentlich leistbar ist und damit sein eigenes Ziel nicht erreichen zu können.

Wer sein persönliches Ziel kennt, kann sich auch im Alltag mal wegducken oder zurückziehen, ohne dabei das große Ganze aus den Augen zu verlieren. Dazu gehört auch der Mut, mal *Nein* zu sagen. Wer weiß, dass bestimmte Aufgaben eben nicht zielführend sind, kann sie ohne schlechtes Gewissen auslassen. An den richtigen Stellen »*Nein*« zu sagen, ist kraft- und ressourcenschonend und besser für die Gesundheit. Dabei helfen immer wieder:

- *Zielklarheit*: Ich weiß, was ich will. (Im Gegenteil zu: Ich weiß nicht, was ich will.)
- *Zieltransparenz*: Ich sage, was ich will. (Im Gegenteil zu: Ich sage nicht, was ich will.)
- *Zielverbindlichkeit*: Ich stelle sicher, dass sich die Mitarbeitenden mit den Zielen identifizieren und diese gemeinsam erreichen wollen. (Im Gegenteil zu: Ich stelle nicht sicher oder setze nicht durch, was ich will.)

> Arbeit geht in der Regel dorthin, wo sie gemacht wird. Wer also immer »hier« schreit und nie gelernt hat, an den entscheidenden Stellen »*Nein*« zu sagen, wird am Ende wahrscheinlich mit Arbeit überrollt werden. Es gibt Pflegekräfte, die übernehmen immer gern alles. Das ganze Team weiß: Frag Elke, die sagt nie Nein! Am Ende des Tages ist es dann aber jene Pflegekraft, die weinend in der Ecke sitzt und mit ihrer Kraft am Ende ist. Hier gilt es als Führungskraft, die Verteilungsgerechtigkeit nicht aus den Augen zu verlieren. Denn nur weil jemand besonders fleißig ist, muss er oder sie nicht allen anderen immer die Arbeit abnehmen.

2.3 Ziele entwickeln – für sich und alle Mitarbeitenden

Es ist immer wieder wichtig, die eigenen Ziele klar zu formulieren: Wo ist mein Schwerpunkt? Wo will ich hin? Was will ich in meinem Leben noch leisten? Welche Fähigkeiten sollen mein persönliches Portfolio noch bereichern?

Eine klassische Frage in Bewerbungsgesprächen ist: Wo sehen Sie sich in fünf Jahren? Dabei geht es nicht nur um die Karriere. Denn der Job ist nur eine Säule des Lebens. Viele Menschen setzen sich leider nicht mit ihrer privaten Lebensplanung auseinander. Dabei ist auch dieses Segment wichtig, um nicht dauerhaft frustriert zu sein. Selbst bei älteren Kolleg*innen macht diese Frage Sinn. Auch wenn jemand beispielsweise in fünf Jahren in den Ruhestand gehen wird, liegen noch 60 arbeitsreiche Monate davor. Sollen die einfach so verstreichen? Soll sich jemand fünf Jahre gemütlich auf die Rente vorbereiten? Das ist nicht nur in Zeiten des Pflegemangels keine besonders gute Idee. Es ist unkollegial.

Führungskräfte sind besser beraten, wenn sie das Know-how und die Lebenserfahrung älterer Kolleg*innen nutzen. Denn auch diese bekommen jeden Monat ihr Gehalt aufs Konto. Das Geheimnis ist eine gesunde Balance zwischen Geben und Nehmen und Fördern und Fordern. Eventuell übernimmt jemand mit »grauen Haaren«, der körperlich nicht mehr allen Ansprüchen gerecht wird, eine Mentorenfunktion für jüngere Kolleg*innen und gibt das Wissen und die Erfahrung weiter, kümmert sich beispielsweise um anstehende Zertifizierungen oder überarbeitet das Stationshandbuch. Das ist zielfördernd für alle Seiten: Die Jüngeren profitieren von der Routine und der Lebenserfahrung und Ältere fühlen sich gut, bis zum Ende des Berufslebens sinnstiftend zu agieren und ihren Arbeitsplatz eines Tages geordnet zu übergeben.

Ziele führen zu Fokussierung und Klarheit und sind Teil eines größeren Ganzen. Über allem steht die Überlegung: Wofür stehe ich eigentlich? Warum habe ich den Beruf ergriffen? Was zeichnet mich aus? Wohin führt mein Weg?

2.4 Ziele im Selbstmanagement, in der Organisation und als Teil der Personalentwicklung

Die Gefahr im Alltagsstress kann sein, immer nur den Tag in einem begrenzten Fokus zu sehen und die eigene Planung für langfristige Ziele aus dem Blick zu verlieren. Man verliert sich wortwörtlich im täglichen Stress und schafft es nicht mehr, sich zu entlasten. Dabei ist es wichtig, weiterhin und immer wieder aufs Neue persönliche Visionen zu entwickeln. Das kann die eigene Position im Team sein oder auch das Ausgestalten einer Strategie, die von außen vorgegeben wird. Hilfreich ist es, sich immer wieder folgende Fragen zu stellen:

- Wie soll es in der Zukunft zu einem bestimmten Zeitpunkt sein?
- Was/Wer möchte ich sein?
- Wie kann ich mich aus der heutigen Situation Stück für Stück dieser Vision annähern?

Hier kommt das Selbstmanagement ins Spiel. Was kann ich als Pflegekraft, mit oder ohne Führungsposition, erreichen? Welche Fort-, Aus- und Weiterbildungen werden angeboten und helfen mir auf dem Weg zu meinem Ziel? Welche Fachkenntnisse kann ich zusätzlich erwerben und was kann ich noch tun, um mich immer zu entwickeln? Leider machen sich immer noch viel zu wenig Menschen darüber Gedanken.

Für Pflegeleitungen sollte es eine Herzensangelegenheit sein, ihre Teammitglieder ständig und stets aufs Neue darauf hinzuweisen, sich an der Ausgestaltung ihres Arbeitsplatzes zu beteiligen. Ganz egal, wie effektiv man selber glaubt zu sein, niemand kann alles alleine leisten. Sie müssen ein gutes Unterstützungsteam bilden, damit alle mehr leisten können. Keiner kann allein so viel erreichen wie alle miteinander. Gemeinsam geht immer mehr. Und auch das ist eine entscheidende Erkenntnis: Die Arbeitssituation kann nur positiv reformieren, wer sich aktiv an der Planung und Entwicklung beteiligt. Ziele können dabei eine verbesserte Kommunikation zwischen den Schnittstellen sein, um den Stress für alle zu reduzieren und den Arbeitsplatz attraktiver zu gestalten, damit möglichst alle dort lange, gesund und motiviert miteinander den Alltag gestalten können. Gleichzeitig stellen persönliche Entwicklungsziele, auch im Selbstmanagement, einen Teil der Personalentwicklung dar. Und auch dafür trägt die Führungskraft Mitverantwortung, da sie einen maßgeblichen Teil zur Bindung von Mitarbeitenden an ein Haus beiträgt.

In vielen Abteilungen und Stationen, in denen Abwanderungen, Krankheit und Burnout an der Tagesordnung sind, werden häufig Entwicklungen und die damit verbundenen Chancen auf eine positive Veränderung nicht in den Blick genommen.

> Wer Leistung fordert, muss Sinn bieten: Diese Wahrheit gilt heute mehr denn je. Und Sinn wird vermittelt über gemeinsame, attraktive, herausfordernde und inspirierende Ziele. Aber auch durch Ziele, die der Förderung und Entwicklung des*der Einzelnen dienen und die ihn*sie persönlich weiterbringen, bereichern und seine*ihre Vorstellungen und Erwartungen miteinbeziehen. Es ist wichtig, dabei auch die Ideen und Vorstellungen der Mitarbeitenden anzuhören, aufzugreifen und zur Mitgestaltung an gemeinsamen Zielen anzuregen.

Wer erleben muss, dass dauerhafter Stress die Tätigkeit im Grunde langfristig sinnentleert, und wer nicht mehr weiß, warum man etwas tut, verliert den Spaß an der Arbeit. Der Job wird infrage gestellt und nur noch als Belastung wahrgenommen. Dieses Gefühl wiederum wird zu einem Teufelskreis, der Stressempfinden, Erschöpfung und Krankenstand weiter erhöht.

2.5 Ziele als Ergebnisse von Tätigkeiten

Nicht wie viel wir arbeiten, sondern was wir damit erreichen, ist entscheidend. Deshalb entwickeln Menschen, die ihre Zeit im Griff haben, klare Ziele und konzentrieren sich dann auf die Aktivitäten, die sie ihren Zielen näherbringen. Es gibt zwei Wege, seine Zeit in den Griff zu bekommen:

1. Konzentration auf die Ergebnisse, die erreicht werden sollen.
2. Konzentration auf die auszuführende Tätigkeit.

Natürlich gibt es einen Zusammenhang zwischen Zielen und Tätigkeiten. Ein Ziel kann, im Gegensatz zu Aktivitäten, nicht »ausgeführt«, sondern nur erreicht werden. Wer also die richtigen Aktivitäten ausführt, wird irgendwann auch sein Ziel erreichen.

Die meisten Menschen konzentrieren sich zunächst auf Aktivitäten. Oft liegt es daran, dass ein Ziel nicht immer klar ist und dieses Verhalten gelernt ist. Es gibt jedoch einen großen Unterschied zwischen diesen beiden Ansätzen. Menschen, die sich vorwiegend auf ihre Ziele konzentrieren, haben ihre Zeit besser im Griff und erreichen mehr.

2.6 Ziele miteinander verknüpfen

Ziele sollten auch miteinander verknüpft werden. Wer seine Tagesziele erreicht, wird auch seine gesetzten Wochenziele schaffen und am Ende seine Monatsziele erfolgreich absolviert haben. Unser Verhalten im Alltag wird eher von Routinen und Projekten bestimmt, wobei Projekte als kurzfristige Ziele zu sehen sind. Die meisten Menschen schaffen es, ihre kurzfristigen Ziele im Blick zu behalten. Wer allerdings langfristig erfolgreich sein will, richtet seine kurzfristigen Projekte auf seine längerfristigen Ziele aus.

> Führungskräfte sollten es sich zur Gewohnheit machen, sich auf Ergebnisse zu konzentrieren. Ergebnisorientiertes Handeln muss für sie zur Gewohnheit werden. Sich Ziele zu setzen und sich dafür zu entscheiden, sie zu erreichen, muss Teil der Lebensphilosophie werden. Keine Mail, kein Meeting, kein Telefonat, kein Gespräch, ohne sich vorher klar zu machen, was das angestrebte Ergebnis ist. Wer diese Ergebnisse aus den Augen verliert, läuft Gefahr, sich in Aktivitäten zu verzetteln, ohne seinen Zielen näher zu kommen. Das ist blinder Aktionismus und – im wahrsten Sinne des Wortes – nicht zielführend.
>
> Erfolgreiche Führungskräfte machen sich vorher klar, was sie in diesem Jahr, diesem Monat, dieser Woche oder an diesem Tag erreichen wollen. Es hilft dabei, an jedem Tag kurz die Liste der langfristigen Ziele durchzugehen und vor diesem Hintergrund die vielen Nebensächlichkeiten auszusortieren, die einem ständig begegnen.

2.7 Wie müssen Ziele formuliert sein?

Ziele müssen bestimmten Anforderungen standhalten. Dabei gilt es zu beachten, dass nicht jeder Zustand, der in der Zukunft angestrebt wird, ein Ziel ist. Denn Wünsche, die nicht realisierbar sind, vergeuden nur Zeit. Es ist müßig, ihnen hinterherzurennen. Macht man es dennoch, erzeugt dieses Verhalten auf Dauer zuerst Stress und dann Frust. Ein Beispiel dafür ist das Streben nach Freiheit unter dem Motto: Bin ich erst Pflegedienstleitung, bin ich frei in meinen Entscheidungen. Das ist ein Trugschluss, denn es gibt keine Freiheit ohne Bindung. Als Pflegedienstleitung sind andere Anforderungen wichtig. Zwar mag der Entscheidungsspielraum größer sein, dennoch ist er nicht grenzenlos. Denn auch eine Führungsposition unterliegt den Standards, Anforderungen und Philosophien eines Unternehmens.

Deshalb sollten Ziele nach der SMART-Formel formuliert werden:

- S wie *spezifisch*. Das Ziel soll spezifisch vorgeben, an welchem Punkt angesetzt werden soll. Beispiel: Wo und an welchen Stellen muss die Zusammenarbeit genau optimiert werden, damit sie besser funktioniert?
- M wie *messbar*. Beispiel: Woran erkennen wir, dass sich die Zusammenarbeit verbessert hat? Kann die Zufriedenheit der Patient*innen messbar gesteigert werden? Kann beispielsweise die Anzahl der monatlichen Beschwerden reduziert werden?
- A wie *attraktiv bzw. akzeptiert*. Ziele sollten mindestens immer sinnstiftend und nachvollziehbar sein. Noch besser ist es natürlich, wenn die Ziele so attraktiv sind, dass Mitarbeitende von ihnen »magnetisch angezogen« werden. Beispiel: Dass Pflegekräfte gelegentlich, aber trotzdem selber putzen müssen, wird sich nicht verhindern lassen. Putzen oder Sauberkeit auf Station oder im OP-Bereich müssen sein, es ist sinnhaft. Erklären Führungskräfte beispielsweise in diesem Zusammenhang die Sinnhaftigkeit von Hygiene, steigen die Akzeptanz und die damit verbundene Attraktivität der Aufgabe. In der Schlussfolgerung kann dies auch manchmal bedeuten, als Führungskraft auch eine Ansage machen zu müssen, dass man nicht mehr über das »Ob« redet, sondern nur

noch »Wie«. Beispiel: Die Verbesserung der Zusammenarbeit ist sinnstiftend und attraktiv, da die Stimmung im Team davon profitiert und alle gerne zur Arbeit kommen. Deshalb erwartet die Führungskraft die Anwesenheit aller Teammitglieder in der Supervision. Hier kann gemeinsam darüber geredet werden, wie beispielsweise eine inhaltliche Gestaltung aussehen kann.
- R wie *realistisch*. Nur wenn ein Ziel mit den vorhandenen Ressourcen in einer bestimmten Zeit erreichbar ist, gilt es als realistisch. Unrealistische Ziele wirken demotivierend, da Mitarbeitende nicht das Gefühl haben, dass ihre Bemühungen erfolgreich sein werden.
- T wie *terminierbar*. Nur wer einen Zeitpunkt für ein Ziel festsetzt, wird am Ende erfolgreich sein. Sonst verlieren sich die Bemühungen im Alltag. Ziele werden daher auch immer im vollendeten Präsens formuliert, als wären sie zu einem gegebenen Zeitpunkt X schon erreicht. Beispiel: Als erste kurzfristige Maßnahme ist am 30.06. eine Team-Supervision zur gemeinsamen Aussprache über die bisherige Zusammenarbeit durchgeführt worden.

Trotz allem gibt es immer auch Menschen ohne eigene Ziele. Sie arbeiten, um Geld zu verdienen oder weil es die Gesellschaft verlangt und entwickeln seltener eine enge Identifikation mit dem Unternehmen. Führungskräfte entlarven dieses Verhalten oft in Mitarbeiterjahresgesprächen. Wenn hier beispielsweise kein Feedback kommt, keine Wünsche nach Fortbildungen oder konstruktivere Anregungen zu erwarten sind, sind Führungskräfte noch mehr gefordert. Dieses Verhalten muss thematisiert werden. Gleichzeitig müssen gerade diese Menschen intensiv mit einbezogen werden. Denn gerade Mitarbeitende ohne Ambitionen, die keinen Sinn in ihrer persönlichen Entwicklung sehen, resigniert erscheinen oder in der Leistung durch eine gesteigerte Frustration nachlassen, brauchen eine enge Führung. Eine scheinbar depressive oder gleichgültige Person kann nicht mit ein paar warmen Worten aufgemuntert werden, sondern erfordert fachkundige Unterstützung mit der Chance, den Ursachen für diese Verstimmungen auf den Grund zu gehen. Denn grundsätzlich ist ein solches Verhalten mittel- und langfristig nicht tragbar und kann unter Umständen schlechte Auswirkungen auf das gesamte Team haben.

> Arbeiten ohne Ziele ist für die Mitarbeiterbindung, für Arbeitgeber- und für Arbeitnehmer*innen langfristig schädlich, gefährlich und risikobehaftet. Nur wer eigene Ziele hat, kann langfristig in der Arbeit und im Privatleben zufrieden sein.

2.8 Tipps, Trends, Kernaussagen zum Thema Ziele

- Was wollen Sie erreichen? Definieren Sie Ihre Ziele und seien Sie sicher, dass Sie diese auch wirklich erreichen wollen.
- Denken Sie SMART: Ihre Ziele sollten konkret, messbar, erreichbar, realistisch und zeitlich terminiert sein.
- Wer schreibt, der bleibt: Verschriftlichen Sie Ihre Ziele.
- Konzentrieren Sie sich einmal täglich auf langfristige Ziele. Das hilft dabei, Nebensächliches auszusortieren.
- Kurzfristige Ziele stabilisieren den Tagesüberblick und geben langfristigen Zielen Kontinuität und Bedeutung.
- Denken Sie an den regelmäßigen kritischen Blick: Welche Schritte sind wirklich notwendig, welche überflüssig? Stellen Sie gleich zum Start sicher, wer wann was machen soll.
- Alles hat einen Anfang und – ganz wichtig – ein Ende. Deshalb braucht jedes Projekt einen Startschuss und einen Abschlusstermin.
- Nutzen Sie die neuen Techniken: Eine Projekt-Management-Software für schwierige Aufgaben kann Sie unterstützen, einzelne Schritte besser zu organisieren und im Blick zu behalten.
- Fokussieren Sie sich regelmäßig auf Ihre Ziele und fragen Sie sich, ob das, was Sie gerade tun, Ihnen bei der Zielerreichung hilft. Sollten Sie feststellen, dass der Weg nicht zielführend ist: Wechseln Sie die Route, die Richtung, die Strategie.
- Carpe Diem: Es hilft Ihnen, wenn Sie jeden Tag ein realistisches Ziel formulieren und erreichen. Dabei hilft es, Prioritäten zu setzen. Entwickeln Sie Strategien, die Ihnen dabei helfen.

- Lesen Sie Ihre schriftlich formulierten Ziele regelmäßig. Achten Sie auf eine Balance zwischen Zielen und Zeit, verteilt auf *alle* Lebensbereiche.
- Ändern sich Lebensumstände? Dann ist es eventuell nötig, formulierte Ziele zu modifizieren.
- Prima: Ihr Ziel ist erreicht? Dann setzen Sie sich ein neues… So vergeuden Sie keine Zeit.

3 Prioritäten schaffen – Fokussierung aller Kräfte im Alltag

»Neben der edlen Kunst, Dinge zu tun, gibt es auch die edle Kunst, Dinge nicht zu tun. Die Weisheit des Lebens besteht darin, Unwichtiges auszusortieren.« (Chinesisches Sprichwort)

3.1 Prioritäten in der Lebensplanung

Eigentlich ist es ganz einfach, Prioritäten zu setzen. Man legt sein Ziel fest und bestimmt dann mit dieser Priorität, was zu tun ist, um dieses Ziel zu erreichen. Man kümmert sich zunächst genau darum, bevor man irgendetwas anderes tut. Das gilt für alle Lebensbereiche, nicht nur für den eigenen Arbeitsplatz. Die wichtigste Erkenntnis dabei ist es, zu lernen und selber zu steuern, wie der eigene Alltag und das Arbeitsaufkommen strukturiert und priorisiert werden können. Um zielführend in diesem größeren Zusammenhang und der damit verbundenen Lebensplanung zu agieren, tarieren Sie zunächst diese vier Aspekte aus:

- Beruf und Karriere,
- Familie und Partnerschaft,
- Funktion und Stelle,
- »Ich« bzw. »Mich«

Die Herausforderung besteht darin, Ihre Zeit so einzuteilen, dass eine Gewichtung erreicht wird, mit der man langfristig und nachhaltig gut leben kann. In der langfristigen Lebensplanung sind daher der Blick auf die aktuelle Lebensphase und der zurzeit wichtigste Aspekt der vier genannten Lebensbereiche wichtig: Wird gerade ein Haus gebaut oder ist ein Kind geboren, liegt der Schwerpunkt wahrscheinlich auf der Familienplanung. Und es macht Sinn, den Arbeitgeber zu informieren, wenn familiäre Herausforderungen mehr Zeit brauchen als gewöhnlich. Führungskräfte, die eine enge Bindung oder einen besonders guten Draht zu ihren Teammitgliedern haben, sollten über solche Themen informiert sein. Jede*r kennt schwierige private Situationen, die sich fast immer auch auf die Arbeit auswirken. Eine Trennung oder ein anderer Schicksalsschlag belasten. Weiß die Führungskraft Bescheid, wird das Team eine gewisse Zeit in der Lage sein, dafür Verständnis aufzubringen und die Lücken zu stopfen bzw. den oder die Betroffenen eine Weile mitzutragen. Diese Transparenz ist also eine Frage der Bindung der Führungskraft zu den Teammitgliedern.

Um eine eigene Balance zu finden, helfen folgende Fragen:

Beruf/Karriere/Entwicklung:

- Was ist meine Tätigkeit in fünf Jahren? (Vision)
- Welche Ziele muss ich dafür verfolgen?
- Wie erhalte ich meinen Marktwert?
- Welche Qualifizierung muss ich machen?
- Wie pflege ich mein Netzwerk?
- An welchen Werten möchte ich meine Arbeit orientieren? (Selbstverständnis)

Funktion/Stelle:

- Was will ich erreichen?
- Welche Baustellen muss ich bearbeiten?
- Wie schaffe ich eine Struktur, die mich unterstützt?
- Wie gestalte ich die Beziehungen zu Chef*innen und Kolleg*innen?
- Welche Mindeststandards im Ziel-, Zeit- und Selbstmanagement setze ich mir?

- Wie führe ich meine Mitarbeitenden?

Familie/Partnerschaft/Kinder:

- Wie pflege ich die Beziehung zu meinem*r Partner*in und meinen Kindern aktiv?
- Welche familiären Events muss ich unbedingt einplanen?
- Welche gemeinsamen Ziele haben mein*e Partner*in und ich?
- Wie unterstütze ich meine*n Partner*in?
- Wie gestalte ich die Wochenenden mit meinem*r Partner*in?

Ich/Mich:

- Wann war mein letzter Gesundheits-Check?
- Wann habe ich zum letzten Mal ein »gutes« Buch gelesen, das mir gefiel?
- Weiß ich, was in der Welt außerhalb meiner Klinik oder Station los ist?
- Wie ist meine körperliche Fitness?
- Wie pflege ich aktiv Freundschaften?
- Wann war ich im Kino oder im Theater?
- Ernähre ich mich gesundheitsbewusst?

Natürlich erfordert es immer auch Fingerspitzengefühl als Führungskraft, mit den Mitarbeitenden über private Themen ins Gespräch zu kommen. Ist das Verhältnis vertrauensvoll, kann die Frage nach dem Befinden, verbunden mit eventuellen Sorgen über die merkbare Veränderung, durchaus zielführend sein. Ein Gesprächsangebot kann und muss sogar gemacht werden, wenn die persönlichen Probleme so groß sind, dass eventuell Patient*innen gefährdet werden könnten. Aus der Fürsorgepflicht ist es erlaubt, sich für seine Mitarbeitenden zu interessieren und alles anzusprechen – auch unangenehme Themen wie Sucht, häusliche Gewalt oder Depressionen. Hilfe darf und muss angeboten werden – beispielsweise über die Mitarbeitervertretung oder Betriebsärzt*innen bzw. -psycholog*innen.

3.1.1 Partnerschaften miteinbeziehen

Persönliche Prioritäten sollten bestenfalls vereinbar sein mit der Familie bzw. dem eigenen präferierten Lebensmodell. So sollte beispielsweise eine Bewerbung an einen weit entfernten Standort vorher mit dem*der Partner*in abgestimmt sein. Was so normal klingt, ist für viele immer noch nicht selbstverständlich. Manche Menschen, gerade in Führungspositionen, treffen »einsame« Entscheidungen, ohne sie vorher daheim abzusprechen. Auch wer sich beispielsweise für ein Fernstudium anmeldet, das sehr viel »Ich-Zeit« beansprucht, sollte familiär abstimmen, ob es jetzt gerade der richtige Zeitpunkt ist und von der Familie mitgetragen werden kann, da gemeinsame Zeit seltener sein wird. Erfolgt diese Absprache nicht, ist Stress vorprogrammiert. Eine gute Möglichkeit, sich und seine Partnerschaft nicht aus den Augen zu verlieren, sind regelmäßige gemeinsame Auszeiten für Absprachen. Dabei können eigene Ziele oder der Wunsch nach gegenseitiger Unterstützung usw. formuliert werden. Solche Termine gehören in den gemeinsamen Kalender: gerne am Ende eines Jahres, um gemeinsam zurück- aber auch nach vorn ins neue Jahr zu schauen.

> Schreiben Sie Ihre Ziele, Wünsche und Träume auf einen Zettel und bitten Sie Ihre*n Partner*in, das Gleiche zu tun. Anschließend legen Sie beide Zettel nebeneinander und vergleichen. Die Ergebnisse können sehr spannend sein. Denn oftmals entstehen familiäre Konflikte und Distanzen, wenn beide berufstätig sind und die gemeinsamen Abstimmungen wegfallen oder seltener werden. Dieses kleine Ritual kann Partnerschaften dauerhaft retten und auch durch stürmische Zeiten begleiten.

3.1.2 Die Eisenhower-Matrix

Jede*r weiß im Grunde, dass die Dinge getan werden sollten, die am wichtigsten sind – jene wertvollen Tätigkeiten, die zur Erreichung der eigenen Ziele beitragen. Aber so macht man es nicht immer. Häufig arbeitet man lieber an Aufgaben, die beispielsweise gern erledigt oder als interessanter empfunden werden. Man tut dies, obwohl diese Tätigkeiten viel weniger zu den eigenen Zielen beitragen als die schwierigeren und komplexeren Aufgaben, die eigentlich nötig wären. Wenn man die eigenen Aktivitäten genauer betrachtet, kann man vermutlich verschiedene Situationen erkennen, in denen wertvolle Zeit ineffektiv verwendet wird. Hier gilt allerdings sehr klar folgende Prämisse: Die Zeit ist im Grunde vorhanden, wird aber anders genutzt. Sie setzen also andere Prioritäten.

US-Präsident Dwight D. Eisenhower, auf den die bekannteste Priorisierungstechnik zurückgeht, soll 1954 einen Hochschulprofessor in etwa folgendermaßen zitiert haben: »Ich habe zwei Arten von Problemen: die dringenden und die wichtigen. Die dringenden sind nicht wichtig und die wichtigen sind niemals dringend.« Die Eisenhower-Matrix ist ein hilfreiches Tool, tägliche Prioritäten einzuschätzen, um sich sein Leben und die Arbeit zu vereinfachen. Zwei Dinge werden dabei in Bezug gesetzt: Wichtigkeit zu Dringlichkeit.

Jeder kennt das Gefühl, im Arbeitsalltag von Dingen überrannt zu werden, die aus der Sicht anderer besonders schnell gemacht werden müssen – am besten sofort, gleich und besser noch gestern. Es gibt also eine näher rückende Deadline. Der zeitliche Druck in solchen Fällen, die Dringlichkeit, ist dabei oftmals unabhängig von der Wichtigkeit dieser Sache. Die Bedeutung kann beispielsweise ganz niedrig sein, so dass ein Nichterledigen kleine bis keine Konsequenzen hat. Es kann allerdings auch eine Aufgabe sein, die ein ganzes System zum Stocken bringt, bei deren Nichterledigung im wahrsten Sinne des Wortes der »Dachstuhl brennen« könnte. Dies ist eine Frage der Wichtigkeit. Ist eine Sache wirklich ein Muss? Oder ein Kann? Ein nettes Beiwerk? Oder ist es eventuell sogar so unbedeutend, dass allein der Gedanke daran Zeitverschwendung ist? Die Eisenhower-Matrix ermöglicht eine Einordnung der eigenen Aufgaben in vier Quadranten, die nach Ausprägung von Wichtigkeit und Dringlichkeit priorisiert werden. Das Ziel dabei ist es immer, sich nicht vom Diktat des Dringlichen bestimmen zu lassen, sondern den Fokus auf die Ziele und Tätigkeiten zu legen, die wirklich wichtig sind.

1. *Priorität A – »MUST« (akute Probleme, Krise → sofort erledigen):* Dinge, die sehr wichtig und sehr dringlich sind und einen sofortigen Handlungsbedarf erfordern, vor dem alles andere zurücktreten muss. Beispiel: Der Notfall mit höchster Priorität: Es besteht Lebensgefahr und ein*e Patient*in braucht sofort Hilfe.

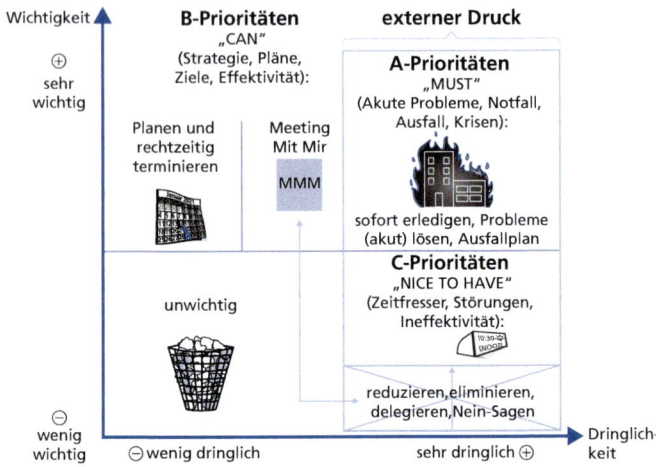

Abb. 4: Die Eisenhower Matrix (optimiert nach Seiwert 2018)

2. *Priorität B – »CAN« (Strategie, Effektivität → Schwerpunkt legen):*
   Dinge, die sehr wichtig sind, aber keine hohe Dringlichkeit haben, müssen im Kalender geplant und terminiert werden. Beispiel: Es gibt eine definierte Deadline, z. B. die Ausarbeitung eines prestigeträchtigen Projektes oder eine angestrebte Zertifizierung, deren Zeitrahmen bekannt ist. Man weiß Wochen oder Monate im Voraus, dass es diesen Termin geben wird, ggf. gibt es einen Projektplan, der den Weg vorgibt.
   Achtung: In diesem Quadranten sollten Sie lernen, hauptsächlich zu arbeiten, um innengesteuert an Ihren Zielen festzuhalten und nicht als »Feuerlöscher« ständig über die Station zu laufen.

3. *Priorität C – »NICE TO HAVE« (Zeitfresser, Ineffektivität → minimieren, reduzieren, delegieren):* Dinge, die man macht, wenn Zeit und Luft dafür ist. Führungskräfte sollten im Blick haben, was die Konsequenzen sind, wenn es nicht gemacht wird. Kann es delegiert oder auf Zeit gespielt werden? In der Praxis könnte es die ständige Erreichbarkeit sein und die Frage, ob Anrufe nicht während einer akuten Arbeitsphase auch auf einen Anrufbeantworter laufen und später im Block abgearbeitet werden können. In die-

sem Feld geht es insbesondere häufig auch darum zu lernen, »Nein« zu sagen.
4. *Priorität D – »WON'T HAVE«* (*Ablage, Mülleimer → liegen lassen*): Es ist weder wichtig noch muss es schnell gemacht werden. Wahrscheinlich können diese Tätigkeiten aus dem Alltag aussortiert werden, also im Papierkorb landen. Manchmal wird dies deutlich, indem diese Dinge lange liegen, ohne bearbeitet zu werden und ohne, dass jemand nachfragt.

Eine andere Kurzform, um sich die Felder zu merken, ist das Akronym MoSCoW. Es steht für:

- M – Must have (unbedingt erforderlich)
- S – Should have (sollte umgesetzt werden, wenn alle *Must*-Anforderungen trotzdem erfüllt werden können)
- C – Could have (kann umgesetzt werden, wenn die Erfüllung von höherwertigen Anforderungen nicht beeinträchtigt wird)
- W – Won't have (wird diesmal nicht umgesetzt, ist aber für die Zukunft vorgemerkt)

> Es ist sinnvoll, sich als Abteilung von Zeit zu Zeit zusammenzusetzen, um die Kernaufgaben, Rituale und Notfälle zu erheben und diesen vier Bereichen zuzuordnen. Hierbei ergibt sich in der Regel schon viel Klarheit über die Strukturen und Notwendigkeiten. Oftmals erkennt man dann gemeinsam, dass es durchaus Aufgaben gibt, die ersatzlos aus dem Arbeitsalltag gestrichen werden können und damit alle Beteiligten dauerhaft entlasten.

Wie kann nun mit der Matrix gearbeitet werden? Dazu ist es hilfreich und wichtig, sich einige Prämissen zu Herzen zu nehmen. Externer Druck, also Druck von außen, liegt meistens auf den Prioritäten A (MUST) und C (NICE TO HAVE), hier besteht das Diktat des Dringlichen und es gilt hier insbesondere, diese beiden Prioritäten auseinanderzuziehen und klar zu trennen, um sich vom »NICE TO HAVE« nicht durch äußere Einflüsse verführen zu lassen. Denn akute Krisen (Priorität A) dürfen nicht mit diesen C-Prioritäten verwechselt werden und C-Prioritäten dürfen gleichzeitig nicht über unseren

Alltag bestimmen und uns von den wichtigen B-Prioritäten (CAN) abhalten.

Ein guter Weg, Prioritäten richtig zu setzen, ist es, langfristig hauptsächlich im Bereich B, also CAN, zu arbeiten. Dazu gehört im Zeitmanagement die Erkenntnis, niemals 100 % seines Arbeitstages fest zu verplanen. Wichtig in der Tagesplanung sind deshalb Puffer, um notfalls »ungeplante Brände« zu löschen. Fehlt jemand auf Station? Dann ist es Zeit, kurzfristig einzuspringen. Auf der anderen Seite muss eine Führungskraft garantieren, dass Pläne und Strukturen so funktionieren, dass sie an den geplanten langfristigen Zielen arbeiten kann. Als Richtlinie gilt es, maximal ca. 70 % des Tages fest zu verplanen. 30 % bleiben als Puffer, falls »Not am Mann« ist oder etwas Unvorhergesehenes passiert. In hochdynamischen Bereichen wie einer Notaufnahme muss diese Pufferzeit meist noch viel höher sein.

Übrigens macht es auch Sinn, regelmäßig Termine mit sich selbst zu planen, sogenannte MMMs oder auch »Meetings-Mit-Mir«. Was merkwürdig klingen mag, ist eine gute Möglichkeit, Dinge für sich zu erledigen – ohne Störungen oder Einflüsse von außen für die Planung eigener Ziele, für Dinge, die eine gewisse Ruhe erfordern, die Entwicklung von Konzepten oder auch um nach der Eisenhower-Matrix immer wieder Liegengebliebenes zu priorisieren. Sie können diese Zeit auch als »Königs-« oder »Königinnenzeit« für sich selbst bezeichnen. Wichtig ist, dass hier explizit *kein* Tagesgeschäft stattfinden darf. Es ist Zeit für Zukunftsgestaltung, strategische Planung, Zielentwicklung, Führungsaufgaben, Analysen (z. B. Bindungsanalyse), Kreatives und insbesondere Selbstmanagement. Planen Sie ein, alle sechs bis acht Wochen für eine Stunde mal nur an die eigene Zukunft bzw. die Zukunft der Station zu denken. Auch wenn es anfangs merkwürdig anmutet, Zeit mit sich selber einzuplanen: Irgendwann werden Sie diese Momente sehr zu schätzen wissen. Denn hier können die Gedanken ohne Unterbrechung fließen und haben Platz für Großes, wie eventuell die Planungen für das nächste Quartal.

Woher kommt nun die Zeit für diese MMMs? Zum einen, indem wir diese Zeiten mit hoher Wichtigkeit für uns definieren und entsprechend bereits langfristig im Kalender blocken. Zum anderen, indem wir konsequent die hereinfliegenden C-Prioritäten (NICE TO HAVE) reduzieren, minimieren und delegieren und die hier gewonnene Zeit in diese »Meetings-Mit-Mir« investieren.

Eine einfache Übung zum Setzen von Prioritäten ist folgende: Sieht der eigene Arbeitsplatz sehr überladen aus, nehmen Sie drei kleine Zettel, schreiben auf den einen MUST, auf den zweiten CAN auf den dritten NICE TO HAVE, legen die Zettel nebeneinander und ordnen alles, was auf dem Schreibtisch liegt, einem dieser Zettel zu. Anschließend nehmen Sie ggf. nur den MUST-Stapel, denn diese wären dann die Notfälle, die sowieso zuerst bearbeitet werden müssen. Dann sortieren Sie diesen Stapel noch einmal in der Reihenfolge, in der sie diese Tätigkeiten abarbeiten wollen (manchen hilft hier auch ein Ampelsystem mit klarer Farbzuordnung in rot, gelb und grün). Dadurch bekommen Sie Klarheit, was sofort erledigt werden muss und was auch bis morgen warten kann. Außerdem beginnen Sie so, Ihre Aufgaben zu strukturieren.

Für den CAN-Stapel machen Sie einen Plan für jedes Projekt/Thema und blockieren bis zur Deadline entsprechend aktiv Zeit im Kalender, wann Sie diese bearbeiten wollen und sorgen gleichzeitig proaktiv dafür, dass Sie das Risiko von Störungen und Unterbrechungen zu diesen Zeiten minimieren.

Was bei NICE TO HAVE liegen bleibt, sollte kritisch geprüft werden, ob es delegiert und kurz-, mittel- oder langfristig reduziert werden kann und welche Maßnahmen dafür notwendig sind. Ggf. heißt es auch jemanden zu vertrösten oder um Aufschub zu bitten. Entscheidend ist hier die Überlegung, wie Sie langfristig mit diesen Aufgaben umgehen wollen. Überprüfen Sie regelmäßig, ob sich Ihre Priorität verschiebt.

Das Gleiche lässt sich übrigens auch im eigenen E-Mail-Postfach anwenden: Legen Sie dazu Ordner nach den vier Prioritäten an und sortieren Sie Ihre Mails nach kurzem Überfliegen entsprechend ihrer Wichtigkeit und Dringlichkeit. Erledigen Sie nur die E-Mails mit Priorität A sofort und terminieren Sie dann die, die Sie auf Priorität B setzen, um diese zu einem anderen, festgelegten Zeitpunkt zu bearbeiten. Prüfen Sie die Mails in Priorität C anschließend nur in Bezug auf ihren Spielraum für Delegation bzw. Minimierung oder lassen Sie sie ruhen. Evaluieren Sie am darauffolgenden Tag diese offenen Mails im Zuge der Zuordnung neuer Mails und prüfen Sie, ob ihre Wichtigkeit zugenommen

> oder sich ihre Zuordnung verändert hat. Ordnen Sie ggf. neu zu und beginnen von vorne. Die Priorität-D-Mails lassen Sie übrigens einfach liegen und schauen, ob irgendwann mal ein Hahn danach kräht …

3.2 Tipps, Trends, Kernaussagen zum Thema Prioritäten

- Priorisieren Sie Dinge. Und denken Sie stets daran, dass Sie niemals genug Zeit haben werden, alles mit gleicher Aufmerksamkeit zu bearbeiten. Deshalb gehört Ihre Zeit zunächst den wichtigsten Aufgaben.
- Erledigen Sie immer das Wichtigste zuerst. Auch wenn die Versuchung groß ist, erst die schnellen, leichten oder angenehmen Aufgaben lieber zu erledigen.
- Formulieren Sie Ihre Prioritäten konzentriert und mit Bedacht. Ändert sich ständig was an Ihren Prioritäten, haben Sie sie wahrscheinlich nicht gut genug formuliert.
- Unterscheiden Sie zwischen *Wichtig* und *Dringend*. Nur weil etwas wichtig erscheint, muss es nicht zwingend dringend beim Erreichen Ihrer Ziele sein und umgekehrt. Lernen Sie, genau zu unterscheiden, und lassen Sie nicht zu, dass Nebensächliches eine Hauptrolle übernimmt.
- *Nein!* ist Ihr neues Mantra. Grenzen Sie sich taktvoll, nachvollziehbar, aber konsequent ab, wenn andere immer mehr von Ihnen wollen und dabei Ihre eigenen Ziele hintenanstehen.
- Seien Sie misstrauisch, wenn andere von Ihnen »Dringendes« fordern und halten Sie an Ihren Prioritäten fest.
- Die »Meetings-Mit-Mir«-Zeit sollte Ihnen heilig sein; hier haben Sie Zeit für Strategien, Pläne und Ihre eigene Zukunftsplanung.

4 Aufgabenplanung

4.1 Den Sinn im Wesentlichen finden – und ihn einplanen

»Wenn du es eilig hast, gehe langsam. Wenn Du es noch eiliger hast, mache einen Umweg« (Japanische Weisheit)

Bestsellerautor und Keynote-Speaker Lothar Seiwert (2018) hat sich intensiv mit Zeitmanagement beschäftigt und bringt es auf Basis der oben genannten Weisheit so auf den Punkt: Die beste Zeit unseres Lebens ist genau jetzt. Er empfiehlt allen Menschen in jeder Lebenslage

- sich stets auf das Wesentliche zu konzentrieren,
- dem eigenen Tun und Handeln einen Sinn zu geben und
- gleich jetzt und heute mit dem neuen Zeitbewusstsein zu beginnen.

Denken und Handeln sollten stetig weiterentwickelt werden – so, wie sich auch unsere Welt stetig weiterentwickelt. Es ist ein großes Privileg, dies nicht nur zu erkennen, sondern auch umzusetzen.

Jeder würde zustimmen, dass Pläne wichtig sind, aber nur wenige widmen der Planung so viel Zeit, wie eigentlich nötig wäre. Es ist ein Schutzargument, dass Zeit fehlt für eine konkrete Planung. Allerdings ist es hier wie bei fast allen Dingen im Leben: Auch Planung ist eine Gewohnheit, die mit Disziplin und Erkenntnis in den Alltag integriert werden kann. Für Menschen, die regelmäßig planen, wird dies einfach zur Routine. Wenn jemand nicht plant, kann es daran liegen, dass er*sie eher handlungsorientiert ist. Es ist dann angenehmer, mitten im Geschehen zu stehen und zu handeln, als vorher darüber nachzudenken. Folglich reagieren wir auf alles, was um uns herum passiert, und sind nicht in der Lage, aktiv zu gestalten. Planung ist jedoch der einzige Weg, um aus dem Verhaltensmuster des bloßen Reagierens auszubrechen. Wer erfolgreich planen will, muss dabei sowohl die Arbeit als auch die Zeit im Blick haben.

Planungen helfen, so viel von Ihrer Zeit wie möglich sinnvoll zu gestalten. Denken Sie aber stets daran, dass Sie nicht alles kontrollieren können; vieles bleibt außerhalb Ihres Einflussbereiches. Wenn es Ihnen jedoch nicht gelingt, die Zeit, die Sie kontrollieren können, in den Griff zu bekommen, wird Ihre Effektivität dadurch negativ beeinflusst. Ob Sie nur über eine Stunde oder über acht Stunden täglich verfügen können, ist dabei egal. Hauptsache, Sie können so viel Zeit wie möglich für wichtige Aufgaben aufbringen.

Eine tägliche Aufgabenliste (To-do-Liste) ist die heute am häufigsten verwendete Planungsform. Tagespläne sind auf jeden Fall sinnvoll, aber Wochenpläne sind noch besser. Sie ermöglichen eine längerfristige Sicht und lassen mehr Raum für Wahlmöglichkeiten. Unabhängig, ob Sie Tages- oder Wochenpläne nutzen: Sie können immer dieselben sechs Arbeitsfragen verwenden. Sinnvoll ist es, sich am Ende einer Woche, z.B. am Freitagnachmittag oder am Wochenende, mit der Planung der kommenden Woche zu beschäftigen. Das kostet Sie vielleicht eine halbe Stunde Zeit, aber Sie gewinnen dadurch in der kommenden Woche jeden Tag mindestens eine Stunde oder mehr für wichtige Aufgaben – das führt bei fast jeder Arbeitsstelle zu beachtlichen Ergebnissen. Übrigens: Ein »Meeting-Mit-Mir« ist ein sehr guter Zeitpunkt für Ihre Tages-, Wochen- oder gar Jahresplanungen.

4.2 Aus Zielen ergeben sich Aufgaben

Wer erfolgreich planen will, muss sowohl die Arbeit als auch die Zeit planen. Dabei helfen folgende sechs Fragen:

1. Ergebnisse: Was sind meine Ziele? Was will ich erreichen?
2. Aktivitäten: Was muss ich tun, um diese Ergebnisse zu erzielen?
3. Prioritäten: Wo liegen die Prioritäten?
4. Zeiteinschätzung: Wie viel Zeit wird für jede Aktivität benötigt?
5. Terminplanung: Wann werde ich welche Aktivität verrichten können?
6. Flexibilität: Wie viel Zeit muss ich für unvorhergesehene Dinge einplanen, die ich jetzt noch nicht beeinflussen kann?

Die ersten drei Fragen ergeben den Arbeitsplan, die letzten drei den Zeitplan. Beides ist wichtig. Planung soll Ihnen dabei helfen, so viel Zeit wie möglich in den Griff zu bekommen. Allerdings wird es niemals gelingen, alles zu kontrollieren; ein Teil liegt immer außerhalb des persönlichen Einflussbereiches.

Wem es nicht gelingt, die eigentlich kontrollierbare Zeit selbstbestimmt mit Handlungen zu füllen, wird seine Effektivität negativ beeinflussen bzw. niemals ganz ausschöpfen können. Dabei ist es egal, ob es um eine oder acht Stunden am Tag geht. Wichtig ist immer, so viel Zeit wie möglich kontrolliert für die vorgesehenen Aufgaben zur Verfügung zu haben.

Flexibilität ist dabei ebenso ein Schlüssel zu erfolgreicher Planung. Planen Sie Zeitpuffer für unerwartete Dinge wie Unterbrechungen, Probleme und Krisen ein. Und ändern Sie Ihren Plan nicht zu schnell, wenn Unerwartetes geschieht. Eine wohlüberlegte Reaktion ist meistens sinnvoller, als schnell und spontan auf Ereignisse zu reagieren.

Wochen- und Tagespläne

- Eine tägliche Aufgabenliste ist die häufigste Planungsform.
- Wochenpläne sind noch sinnvoller, da sie eine längerfristige Sicht ermöglichen und mehr Raum für Wahlmöglichkeiten lassen.
- Hilfreich sind bei allen Plänen immer die sechs Arbeitsfragen.

4.3 Das Pareto-Prinzip

Das Pareto-Prinzip, benannt nach Vilfredo Pareto (1848–1923), italienischer Ingenieur, Ökonom und Soziologe, wird auch Pareto-Effekt oder 80-zu-20-Regel genannt. Es besagt, dass 80 % der Ergebnisse mit 20 % des Gesamtaufwandes erreicht werden. Die verbleibenden 20 % der Ergebnisse erfordern mit 80 % des Gesamtaufwandes die quantitativ meiste Arbeit. Das ist wichtig für die Arbeitsplanung. Hier gilt es zu bedenken, dass die letzten 20 % den meisten Puffer und Aufwand benötigen. Wer diesen Puffer anfangs schon verbraucht, kommt am Ende ins Schleudern. Deshalb ist es manchmal einfach besser, sich mit guten 80 % zufrieden zu geben, als 80 % seiner Energie in die verbliebenen 20 % zu stecken.

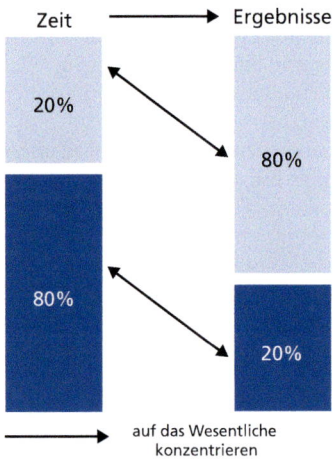

Abb. 5: Das Pareto-Prinzip

Anders als früher werden heute nicht mehr ganze »Orga-Tage« im Kalender geblockt. Das ist im Zuge des schnellen Durchlaufs und des hohen Drucks, der auf Station herrscht, nicht mehr zeitgemäß, realistisch und effektiv. Da Führungskräfte oftmals auf Station mitarbeiten müssen, können sie heute nicht mehr für ganze Tage »abtauchen«. Außerdem zerschießen unerwartete Ausfälle häufig einen Arbeitstag, was dazu führt, das dann bisweilen ein ganzer Orga-Tag für Führung verloren geht.

> »Tür auf, Tür zu« ist ein gutes Symbol, um auch nach außen zu demonstrieren, wann jederzeit jede*r willkommen ist und wann die Leitungskraft nicht unterbrochen werden möchte – außer im absoluten Notfall. Ist die Tür auf, ist jede*r herzlich willkommen. Ist die Tür zu, wird darum gebeten, nicht zu stören. Auch ein Türschild kann für andere ein deutliches Zeichen sein.

Alternativ werden regelmäßige Führungs- und Orga-Zeit besser stundenweise geblockt. Dabei ist es wichtig zu beachten, für was die Zeit benötigt wird. Sind es Gespräche und aktive Führung? Dann reicht eventuell eine Stunde am Tag. Wird Zeit für neue Strategien, Pläne oder Konzeptionen gebraucht, sollten mindestens zwei bis drei Stunden störungsfrei eingeplant werden. Diese Zeit kann auch im Hinblick auf die Arbeitsbelastung auf Station geplant werden: Vielleicht empfiehlt es sich, in der Frühschicht die ersten Stunden mitzuarbeiten und auf Station zu unterstützen, um sich dann konsequent rauszuziehen. Dafür braucht sich eine Leitung nicht zu rechtfertigen oder gar zu entschuldigen, wenn sie sich dann Zeit für Führung nimmt, denn diese Arbeit kommt immer dem Team und dem Gelingen des Ganzen zugute.

> Kurze und kleine Einheiten für Gespräche, Vorbereitungen oder Administration sind deutlich effektiver als ganze Tage, die sich eine Stationsleitung aus dem Dienstplan rausschreibt.

4.4 Tipps, Trends, Kernaussagen zum Thema Aufgabenplanung

- Der Freitagnachmittag sollte ab jetzt fest für Ihre Planungen der kommenden Woche im Kalender stehen. Gut ist es, wenn Sie Ihre Kolleg*innen miteinbeziehen, um so alle Aktivitäten und Prioritäten aufeinander abzustimmen. Das geht persönlich, telefonisch oder per E-Mail.
- Bleiben Sie flexibel. Eingeplante Zeitpuffer helfen Ihnen, auf nicht Vorhersehbares, Unterbrechungen, Krisen und Probleme entspannt reagieren zu können.
- Halten Sie an Ihren Plänen fest, sollte etwas Unerwartetes eintreten. Reagieren Sie eher wohlüberlegt als zu spontan.
- Integrieren Sie die 80-zu-20-Regel fest in Ihren Alltag. Bedenken Sie: 80% Ihrer Erfolge schöpfen Sie aus 20% Ihrer Kraft. Die restlichen 20% fordern 80% Ihrer Aufmerksamkeit. Bauen Sie dieses Wissen in Ihr Handeln mit ein.
- Stellen Sie Ihre täglichen Aufgaben in eine realistische Zeiteinschätzung. Zeit ist ein knappes Gut.
- Achten Sie darauf, dass Termine und Zeitpläne realistisch sind und halten Sie sich daran.
- Bleiben Sie sich treu und handeln Sie lieber stetig als zu spontan.
- Der Morgen gehört Ihnen: Starten Sie in einen vorbereiteten und von Ihnen gesteuerten Tag, da Sie am Vorabend bereits alles Wichtige geplant haben und sofort loslegen können.

5 Zeitplanung

5.1 Proaktiv (Führungs-)Zeit blocken

Um sich proaktiv zu schützen und auch für bestimmte wichtige Tätigkeiten in der Woche wirklich Zeit zu haben, ist eine sinnvolle und in den Alltag passende Zeitplanung unerlässlich. Das gilt für Tage, Wochen, Monate und sogar fürs Jahr. Eine geblockte Jahres-Zeitplanung kann beispielsweise die Zeit für die Mitarbeiterjahresgespräche sein. Oder auch ein wichtiges, längeres Teammeeting, um gemeinsam die Strategien für das kommende Jahr zu entwickeln. Geblockte Monats-Zeiten können beispielsweise für das Controlling eingeplant werden, während geblockte Tageszeiten bei der nötigen Administration helfen können.

Auch aktive Führungszeit kann geblockt werden: Wer sich beispielsweise montags, mittwochs und freitags jeweils die Zeit zwischen 9 und 11 Uhr für Gespräche mit Mitarbeitenden reserviert, kann nicht nur mit hoher Sicherheit Termine für wichtige Gespräche vergeben, sondern gibt auch seinen Mitarbeitenden die Garantie, dass es für individuelle Bedürfnisse nach Gesprächen auch tatsächlich Zeitfenster gibt. Das schafft Vertrauen und zeigt Respekt. Und sechs fest eingeplante Stunden pro Arbeitswoche sind bereits ein ordentliches Zeitfenster, um anfallende Wünsche oder Bedarfe nach Gesprächen abzudecken.

Wichtig bei allen geblockten Zeitfenstern ist eine Transparenz für das Team. Wer Montagmorgen an die für Gespräche geblockte Zeit erinnert und darum bittet, nur in Ausnahmefällen gestört zu werden, findet oft auch ausreichendes Verständnis bei den Mitarbeitenden. Schwierig ist es, in eine »Black Box« zu verschwinden – also mehr oder weniger unterzutauchen, ohne das Team zu informieren oder für

Hilfe zur Verfügung zu stehen. Das kann zu Irritationen und Missverständnissen führen. Wer jedoch eine klare Strategie fährt und offen darüber spricht, was wann und vor allem warum nötig ist, informiert die Mannschaft über die aktive Tätigkeit fürs Team. Denn dies stellt Ihre Führungszeit auch dar.

5.2 Planung von Arbeit und Zeit

Wer eine Masterarbeit schreiben, ein Konzept erstellen oder eine Weiterbildung machen möchte, muss dafür verschiedene Arbeitsgänge einplanen. Das kostet Zeit. Aufgaben zu kennen und auf einer To-do-Liste zu erstellen, ist das eine. Eine ganz andere Frage ist es, diese Aufgaben in den normalen Alltag einzuordnen und festzustellen, wann man sich wie dafür Zeit nehmen kann und will.

Hilfreich ist es hierbei, sich eines Zahlenstrahls zu bedienen. Dabei verschafft man sich zunächst einen Überblick, wie lange diese Aufgabe schätzungsweise brauchen wird. Wer realistisch und mit Puffer beispielsweise 30 Stunden für diese Aufgabe einplant, wird im normalen Alltag weder die Zeit noch die Kraft haben, diese Zeit am Stück abzuarbeiten. 30 Stunden scheinen auf den ersten Blick also kaum zu schaffen. Allein die Zahl demotiviert. Anders ist die Betrachtung mit Hilfe eines Zeitstrahls. Wer die 30 Stunden in Häppchen aufteilt, die zu bewältigen sind, wird feststellen, dass der Berg schon nicht mehr ganz so hoch ist. Teilt man die 30 durch zehn Arbeitstage, bleiben drei Stunden pro Einheit. Wer nun beispielsweise jeden Freitag von 9 bis 12 Uhr drei Stunden an seinem Projekt arbeitet, wird in zehn Wochen fertig sein, mit eingeplantem Puffer eventuell in zwölf Wochen.

Eine Annäherung an die tatsächlich benötigte Zeit für ein Projekt kann folgendes Gedankenexperiment sein: Angenommen, Sie könnten ab morgen jeden Tag ungestört acht Stunden nur an einem Projekt arbeiten. Wie viele Arbeitstage bräuchten Sie dann, um dieses Projekt abzuschließen? Legen Sie dabei je nach eigenem Unsicherheitsgefühl 10–30 % Pufferzeit auf Ihre geschätzte Antwort drauf. Ihre Antwort ist die Schätzung, die Sie entsprechend mit Arbeitsblöcken in Ihrem Kalender takten. Haben Sie Schwierigkeiten, ein sehr großes, komplexes Projekt insgesamt in seiner Dauer einzuschätzen, zerlegen Sie es in für Sie sinnvolle, überschaubare Phasen oder Projektschritte, die Sie entsprechend mit dem Gedankenexperiment auf die Schiene bringen.

So verliert selbst ein großes Projekt den Schrecken. Man schafft für sich selber eine realistische Zeitplanung und erledigt plötzlich auch Aufgaben, die gewaltig erscheinen. Wichtig ist nur, sich dieses festgesetzte Zeitfenster auch wirklich zu nehmen – und dafür am besten die Tür zum Büro zu verschließen, um wirklich nicht gestört zu werden.

> Bedenken Sie bei der Zeitplanung bitte immer: Arbeit dehnt sich stets in dem Maße aus wie Zeit, die dafür zur Verfügung steht. Wenn Sie für das Schreiben eines Konzepts beispielsweise fünf Stunden veranschlagen und verplanen, wird es auch fünf Stunden dauern. Seien Sie also realistisch UND kritisch mit der Zeit, die Sie für einen Arbeitsprozess einplanen. Einmal so festgelegt, dauern diese Prozesse meist auch entsprechend lange, weil wir uns mental auf diese Dauer einstellen und uns entsprechend anpassen. Interessanterweise sagt die veranschlagte Dauer aber noch lange nichts über die Qualität des Ergebnisses, also den Output aus, wohl aber etwas über die Erschöpfung, die eine solche Dauer mit sich bringen kann.

Reflektieren Sie daher auch Ihren Anspruch an ein Ergebnis einer Arbeitsphase, orientieren Sie sich dabei wieder am Pareto-Prinzip und fragen Sie sich bei der Planung: Was soll nach der nächsten Arbeitsphase erreicht sein? Welche Bedingungen muss das Ergebnis erfüllen, damit Sie guten Gewissens sagen können: Mit diesen 80% ist es gut genug! Denken Sie dran, dass Sie nicht mehr in der Schule sind – für eine herausragende, perfekte Leistung bekommen Sie nicht notwendigerweise mehr Anerkennung als für eine zufriedenstellende.

Dieser sowie weitere Leitsätze, die noch heute im (Zeit-)Management Eingang finden, gehen auf die Erkenntnisse des britischen Historikers zur Verwaltung und Wirtschaftslehre sowie Publizisten Cyril Northcote Parkinson zurück, der Bürokratiewachstum und

Arbeitsleistung untersucht. Seine Axiome wurden als die Parkinsonschen Gesetze bekannt, die er 1955 veröffentlichte (Parkinson 1957, deutsche Übersetzung 2005).

5.3 Planung ist das halbe Leben

Zu einer zielführenden Zeitplanung gehören eine sinnvolle Struktur und Ordnung im Kopf. Ein Wust an Arbeit kann überwältigend wirken. Bestimmte Verhaltensprofile (siehe Band 4) fühlen sich dann nicht motiviert, sondern wie gelähmt, wenn ein riesiger Berg vor ihnen liegt, den sie nicht überblicken können.

Übrigens ist das oberste Prinzip der Planungssicherheit die Schriftlichkeit: Alles, was aufgeschrieben wird, kann aus dem Kopf aufs Papier abgegeben werden, da man es sich schlichtweg einfach nicht mehr merken muss. Viele Führungskräfte in der Pflege sind sehr stolz darauf, alles im Kopf zu haben und auch ohne Zettel oder To-do-Listen zu funktionieren. Aber genau da liegt der Fehler. Denn es ist kein Zeichen schlechter Hirnleistung, sich wichtige Dinge, Termine und Notwendigkeiten zu notieren, sondern Zeichen von Verantwortung und Psychohygiene. Outlooktermine, Notizen und To-do-Listen vereinfachen einen unübersichtlichen Arbeitstag erheblich. Das Schreiben einer To-do-Liste sollte dabei Stichworte umfassen und nicht mehr als zehn bis zwölf Minuten täglich dauern. Die Liste sieht kein anderer und ist für den ganz persönlichen Gebrauch bestimmt. Niemand muss Aufsätze schreiben, um sich an seine Aufgaben zu erinnern. Wenige Stichworte reichen, um das Gedächtnis später dann wieder zu aktivieren. Mehr noch: Wer sicher ist, nichts mehr zu vergessen, da alles Wichtige aufgeschrieben ist, lebt freier und leichter, kann nachts besser schlafen und lernt, sich selber zu vertrauen.

Unabhängig von der Priorisierung ist es für das eigene Selbstmanagement wichtig, zu schauen, mit welchen Aufgaben der Tag begonnen und mit welchen Aufgaben er abgeschlossen wird. Hintergrund sind sogenannte Motivatoren und Stressoren, die es in jeder Vita gibt. Dabei sind Motivatoren Aufgaben, die man gerne tut, bei denen man sich bestätigt fühlt und gutes Feedback von anderen bekommt. Sie sind Energiegeber. Zu den Stressoren gehören Aufgaben, die ungeliebte Pflichten sind und nicht zu den Lieblingsbeschäftigungen gehören und eine Menge Kraft kosten können. Deshalb sollte man den Tag mit einem Motivator beginnen und bestenfalls auch schließen. Es gibt Pflegekräfte, die lieber anfangs alle anstrengenden, ungeliebten Pflichten abarbeiten, damit diese erledigt sind. Das kann allerdings dazu führen, dass, ähnlich wie bei einem gezogenen Badewannenstöpsel, nach einigen Stunden die ganze Energie verpufft ist. Niemand muss stolz darauf sein, sich quälen zu können. Besser ist es, mit den schönen Dingen anzufangen und dann gutgelaunt die anderen Pflichten zu erfüllen.

Führungskräfte haben oftmals die Planung in der Hand und können versuchen, sich nach einem Stressor mit einem Motivator zu »belohnen«. Hier schließt sich der Kreis und es wird deutlich, dass Zeitmanagement auch Selbstmanagement ist und Reifegrade und Verhaltensprofile durchaus auch eine Rolle spielen (siehe Band 1 und Band 4).

Bei allem gilt jedoch die alte Weisheit: Mache dir einen Plan und bleibe dabei flexibel. Es bringt nichts, auf Biegen und Brechen seinen Plan durchzuziehen und allein daran den eigenen Erfolg zu messen. Es kann immer passieren, dass ein Notfall dazwischenkommt. Ein Plan muss also auch immer Zeit für Unvorhersehbares berücksichtigen. Stichwort: Pufferzeiten.

> Verlassen Sie die Station erst, wenn Sie abends Ihre To-do-Liste für den nächsten Tag und freitags die Liste für Montag erstellt haben. Dann starten Sie befreit in den Feierabend und ins Wochenende. Vielleicht kennen Sie die Situation, mitten in der Nacht aus dem Schlaf hochzuschrecken mit dem Gedanken: Ich habe etwas vergessen! Das passiert Ihnen dann nicht mehr – oder nur noch in Ausnahmefällen.

5.4 Machen Sie einen Plan und bleiben Sie flexibel – auf der Arbeit *und* privat

Es gibt zwei wesentliche Zeitsünden, die das Leben, die Struktur und den Arbeitsalltag deutlich erschweren.

1. Morgens ungeplant und unvorbereitet erstmal zu schauen, was es zu tun gibt und was generell an diesem Tag auf der Agenda steht. Dann ist die Energie meistens bereits verpufft.
2. Sich von äußeren Einflüssen steuern zu lassen. Wer zuallererst in seinen Mail-Account guckt, um zu sehen, was gefordert ist, und sich sofort an Antworten setzt, ist fremd- und nicht mehr intrinsisch, also von innen, gesteuert. Das zerreißt sofort den Tag.

Verplanen Sie Ihre Tageszeit nur zu 60–70 %. So haben Sie Luft für Notfälle und können auch mal auf Station einspringen, wenn Hilfe gebraucht wird. Diese Flexibilität ist gerade für Menschen mit einem stetigen Verhaltensprofil (siehe Band 4) wichtig, da sie sich oftmals schwertun, von ihrer To-do-Liste abzulassen. Das kann durchaus Konfliktpotential in sich tragen, wenn beispielsweise dominante Menschen diese Flexibilität einfordern. Wer erkennt, dass er an dieser Stelle beispielsweise verletzlich ist, kann sich selber einen Trigger setzen und erkennen: Es ist Zeit zum Loslassen.

Viele Menschen grenzen in der Zeitplanung Berufliches und Privates voneinander ab. Während beispielsweise die Arbeit durchgetaktet, geplant und strukturiert wird, bleibt dabei das Private außen vor nach dem Motto: Ich quäle mich im Job mit Plänen, privat will ich damit nichts zu tun haben. Manche entwickeln eine regelrechte Aversion dagegen, Privates oder die Freizeit zu planen. Allerdings sollte jemand, der einen fordernden und anspruchsvollen Beruf hat, durchaus auch sein Privatleben teilweise planen, sonst könnten wichtige Erfahrungen verloren gehen. Dazu gehört auch Zeit, um die Seele »baumeln zu lassen«; erfahrungsgemäß ist diese Lebensqualität nämlich das Erste, das auch in der Freizeit hinten runterfällt. Sinnvolles Zeitmanagement betrifft also nicht nur die Arbeitszeit. Work und Life, also Arbeit und Leben, werden heutzutage immer weniger voneinander getrennt. Arbeitszeit ist auch Lebenszeit und diese möchte angenehm verbracht und gestaltet werden. Gerade jungen Mitarbeitenden ist ein gesundes Verhältnis und Zusammenspiel bzw. deren Integration ineinander oftmals wichtiger als eine gradlinige Karriere auf Kosten der Freizeit. Gedanken über Sport, Treffen mit Freund*innen, Urlaubsreisen oder die Familienplanung sind feste Bestandteile eines modernen und aktiven Lebens sowie einer erfüllenden Arbeit, die auch Raum zur Selbstverwirklichung gibt. Menschen fragen sich heute deutlich öfter, wie und an welchen Stellen private Wünsche und berufliche Pläne übereinstimmen oder wo Träume platzen, da es keine Schnittmengen zu geben scheint. Die Suche nach der absoluten Freiheit im Privaten ist eine paradoxe Vorstellung, wenn Strukturen als Einschränkungen erlebt werden.

5.5 Tipps, Trends, Kernaussagen zum Thema Zeitplanung

- Planung ist genauso wichtig wie Raum, Zeit und Möglichkeiten, dass die gemachten Pläne auch in die Tat umgesetzt werden. Sonst verpuffen die besten Ansätze.
- Das oberste Planungsprinzip ist die Schriftlichkeit. Fokussieren Sie sich konsequent auf Ihre Prioritäten.
- Sie sollten an jedem Tag die wichtigsten Aktivitäten planen. Legen Sie dafür eine bestimmte Zeit fest. Erfahrungsgemäß werden diese dann auch höchstwahrscheinlich umgesetzt.
- Wie lange brauchen Sie wirklich für bestimmte Dinge? Wichtig ist, dass Sie weder hetzen noch Zeit verschenken; deshalb ist eine realistische Zeitplanung wichtig. Setzen Sie sich dabei auch Limits.
- Große Dinge brauchen mehr Zeit und die sollten Sie sich auch nehmen, und zwar am besten ungestört. Und denken Sie bitte regelmäßig an die »Meeting-Mit-Mir«-Zeit – auch für die Zukunftsplanung.

- Wollen Sie gut schlafen, dann planen Sie heute für morgen. So bekommen Sie den Kopf frei und starten in einen gut sortierten Arbeitstag – ohne Stress, Hektik oder fremdbestimmtes Agieren.
- Verplanen Sie nie den ganzen Tag. Ausreichend Puffer für Unvorhersehbares werden Ihnen helfen, trotzdem Ihre Tagesziele zu erreichen.
- Gibt's kleine Aufgaben, die zwischendurch schnell erledigt werden können? Sammeln Sie diese Dinge auf einer extra Liste. Und wenn Luft ist, arbeiten Sie diese kontinuierlich ab.
- Gib es Arbeitsaufgaben, die zueinander passen, zusammengehören, eine Einheit bilden? Dann fassen Sie diese zu Zeitblöcken zusammen.
- Achtung: Zeit ist kostbar. Planen Sie nicht zu eng und nicht zu großzügig. Sie wollen ja weder Zeitdruck, Stress oder Hektik noch Leerlauf und Langeweile. Ihre Planung hilft dabei, die Zeit effektiv zu nutzen.
- Dauert's doch deutlich länger als geplant? Dann haben Sie sich verschätzt. Bleiben Sie in Ihrem Zeitlimit und berücksichtigen Sie dies proaktiv bei der nächsten Planung.
- Planen Sie wichtige Gespräche? Dann bitte unbedingt mit Termin. Anruf oder E-Mail helfen dann, damit alle beteiligten Personen die Zeit blocken und gemeinsam sinnvoll und effektiv nutzen.
- Grundsätzlich sollten Sie immer auch Zeit einplanen, um mit für Sie wichtigen Personen sprechen zu können. Pflegen Sie Vertrauensbeziehungen und sprechen Sie über das, was Sie belastet. Besprechen Sie Ihre Wochenpläne mit den zuständigen Kolleg*innen.
- Wann sind Sie besonders fit? Wann brauchen Sie erfahrungsgemäß eine Pause? Planen Sie Ihren Biorhythmus für Ihre eigenen kreativen und wichtigen Aufgaben ein.
- Lieber einmal richtig als ständig nachbessern. Deshalb planen Sie die passende Zeit für Ihre Aufgaben ein, um bestenfalls in einem Rutsch fertig zu werden.
- Leben Sie das Prinzip der kleinen Schritte – Vorsicht vor extremen Umstellungen!
- Beginnen, bewältigen und beenden Sie den Tag positiv.

6 Einflüsse von außen bewusst steuern – Umgang mit Unterbrechungen, Ablenkungen und Störungen

6.1 Lernen, sich abzugrenzen

Eine große Herausforderung für Führungskräfte ist immer wieder die Notwendigkeit, sich zu bestimmten Zeiten vom Team oder den Aufgaben zu distanzieren. Oftmals hängt es mit der simplen Tatsache zusammen, dass nicht alle Führungskräfte in Kliniken oder Krankenhäusern überhaupt eigene Büros haben oder alternativ Gemeinschaftsräume als Rückzugsorte geblockt werden können. Das kann dazu führen, dass beispielsweise ein Pausenraum genutzt werden muss, um hochkonzentriert neue Konzepte zu erarbeiten oder Mitarbeitergespräche zu führen. Dabei ist gerade die räumliche Abgrenzung elementar, um konzentriert alleine oder auch mal im Team arbeiten zu können. Wer hinter sich keine Tür schließen kann, muss häufig Störungen und Unterbrechungen ertragen. Ein schnelles »kannst du mal eben« unterbricht dann jeden Denkprozess, oftmals noch nicht einmal ungewollt. Denn für viele Führungskräfte ist eine Unterbrechung wegen geforderter Hilfestellung eine gern gesehene und in Kauf genommene Bestätigung der eigenen Fähigkeiten – auf Kosten der Arbeit, die eigentlich erledigt werden soll. Gäbe es jedoch einen zu verschließenden Raum, wäre die Führungskraft wahrscheinlich nicht unterbrochen worden und hätte wenig später einen Haken an die nun immer noch unerledigte Aufgabe machen können.

> Eine Faustformel als Hilfestellung: Jede Unterbrechung einer fortlaufenden Tätigkeit, die Konzentration, Aufmerksamkeit und Fokus bedarf, verlängert die Bearbeitungszeit dieser Aufgabe um etwa zehn Minuten. Wer also eine Aufgabe theoretisch in einer

> halben Stunde schaffen könnte, jedoch dreimal unterbrochen wird, benötigt am Ende fast eine Stunde dafür, weil er sich ständig neu fokussieren muss.

Wer sich konzentrieren will, muss sich räumlich und digital abgrenzen und zeitweise unerreichbar sein – außer für echte Notfälle. Dazu gehört auch, das Telefon abzugeben. Ein*e Kollege*in notiert alle eingehenden Anrufe, die dann nach Abschluss der Arbeit nacheinander abgearbeitet werden können, und gibt nur Notfälle unmittelbar weiter. Wer niemanden hat, der das Telefon übernimmt, kann die Anrufe auch klingeln lassen, nachdem das direkte Umfeld darüber informiert wurde, dass man kurzfristig nicht erreichbar ist. Denn: In einer Klinik bzw. auf einer Station ist jeder erreichbar, auch wenn das Telefon mal stillsteht. Notfalls kann auch einfach an die Tür des geblockten Raumes geklopft werden, wenn es gar nicht anders geht.

6.2 Lernen, Nein zu sagen

Wer ungestört arbeiten möchte, muss lernen, *Nein* zu sagen. Was so leicht klingt, ist für viele Führungskräfte in der Pflege beinahe körperlich schmerzhaft. Sie wollen ja helfen – und ein *Nein* passt nicht zu dieser Philosophie. Der Verhandlungsexperte William Ury (2007) erläutert dies treffend mit der Erklärung, dass das Neinsagen uns selbst die Spannung zwischen »Macht ausüben« und »Beziehung pflegen« spüren lasse. Während Machtausübung die Beziehung belasten kann, kann der Fokus auf die Beziehung unser Nein schwächen. Daraus resultieren drei mögliche Reaktionen auf dieses Dilemma, die alle drei meistens nur begrenzt konstruktiv sind. Im Englischen werden diese als die »the three-A trap«, also die Drei-A-Falle bezeichnet, wobei die drei »A« für Anpassen (»Accomodate«), Angreifen (»Attack«) und Vermeidung (»Avoid«) stehen.

Neigt eine Führungskraft zur Anpassung, sagt er*sie vielleicht »Ja«, meint aber »Nein«, weil er*sie die Beziehung nicht belasten möchte.

Geht man zum Angriff über, könnte das »Nein« in einer sehr scharfen, verletzenden Art formuliert sein, aus Ärger über eine unangemessene Bitte oder aus Frust über die Situation als solche. Man übt Macht aus auf Kosten der Beziehung. Geht eine Leitung in Vermeidungshaltung, sagt sie weder »Ja« noch »Nein«, windet sich und versucht der Situation aus dem Weg zu gehen, was niemandem hilft.

Es muss also darum gehen, das Einsetzen der eigenen Handlungsmacht für eine gesunde Abgrenzung zu nutzen und gleichzeitig die Beziehungspflege zu beachten. Eine hilfreiche Formel dafür kann das »Ja! Nein. Ja?«-Prinzip sein, um ein »weiches«, konstruktives, strategisches »Nein« hervorzurufen!

Zunächst einmal geht es bei dem ersten Schritt um ein konkretes, ein tiefes, inneres »Ja!« zu sich selbst. Es steht sinnbildlich für die Anerkennung der eigenen Bedürfnisse, zu denen man sich durch ein gesagtes »Nein« zu einer Forderung von anderen bekennt. Entscheidend ist für jene, denen das Neinsagen schwerfällt, sich selbst bewusst zu machen, dass jedes nicht gesagte, aber gewollte Nein eine Verleugnung der eigenen Bedürfnisse darstellt und dann häufig durch Zustimmung zu einer Bitte anderer die eigenen Bedürfnisse übergangen werden, weil man sie in diesem Moment nicht präsent hatte. In erster Linie geht es häufig darum, die eigenen Bedürfnisse, Interessen und Werte auszuleuchten und zu erkennen. Dazu kann es hilfreich sein, sich Zeit zu verschaffen, um sich durch ein »Time Out« einen Überblick über die innere Bedürfniswelt zu verschaffen, anstatt sich überrumpeln zu lassen.

Wird jemand gefragt und möchte negieren, können folgende Strategie dabei helfen:

- Zunächst auf den Kalender schauen
- Anschließend eine kleine rhetorische Pause einlegen, einen Schluck trinken
- Prüfen und nachdenken (sich Zeit nehmen)
- Um Bedenkzeit bitten, um den Druck aus der Situation zu nehmen, sich sortieren und dann Rückmeldung geben (»Ich überlege es mir. Kann ich dir morgen Bescheid geben?«)
- Die Kurzfristigkeit der Bitte oder Anfrage betonen und einen Alternativtermin vorschlagen, der dem Gegenüber eine Perspektive

bietet (»Ich bin gerade auf dem Sprung. Kann ich Sie in ein paar Minuten zurückrufen, da kann ich besser telefonieren.«)

Das anschließende *Nein* in der Formel steht für ein neutrales, starkes *Nein*, das tief in dem inneren »Ja!« zu den eigenen Bedürfnissen verankert ist und daraus seine Stärke zieht und standhaft bleibt – auch, wenn der- bzw. diejenige gegenüber dieses nicht sofort akzeptieren möchte.

Nun muss ein *Nein* nicht gleich wie ein hartes, abgrenzendes Wort klingen. Auch hier macht der Ton die Musik. Während ein hartes *Nein* ein Gegenüber schocken und dazu führen kann, sich nicht wertgeschätzt, gesehen und respektiert zu fühlen, kann ein weiches *Nein* durchaus konstruktiv wirken: »Ich möchte diese Aufgabe nicht übernehmen.« Oder: »Heute Abend kann ich nicht auf deinen Hund aufpassen.« Denken Sie daran, es geht hier um die Sache. Es ist hilfreich, sich hier einen Plan B bereitzulegen. Was ist die beste Alternative, wenn mein »*Nein*« nicht akzeptiert wird? Welche Optionen habe ich dann? Was ist der Worst Case? Und was mache ich dann?

Um dieses *Nein* nicht einfach im Raum stehen zu lassen, folgt mit dem »Ja?« im dritten Schritt ein attraktives, offenes Verhandlungsangebot an die andere Seite. Auch das auf Basis von Bedingungen, welche die eigenen Bedürfnisse beachten und mit denen man Leben kann – deshalb auch das Fragezeichen am Ende. Gerade hier ist es wichtig, aktiv zuzuhören, nachzufragen und die Beziehung wertzuschätzen.

Diese Strategie kann auch sinnvoll sein, wenn einer Stationsleitung beispielsweise ein zusätzliches Projekt übernehmen soll, das aus ihrer Perspektive einfach nicht zu schaffen ist. Ein kaltes *Nein* kann schnell zu Gegenwehr und Zwang führen; ein strategisches, weiches *Nein* hingegen wirkt durchaus kompetent. Denn wer deutlich und transparent klarmachen kann, dass ein weiteres Projekt jetzt nicht möglich ist, erwirkt eventuell ein Umdenken und damit eine Entlastung oder Priorisierung. Ein alternatives Verhandlungsangebot signalisiert Offenheit und Lösungsorientierung: »Ich möchte dieses zusätzliche Projekt bei meiner aktuellen Auslastung nicht übernehmen. Gerne stehe ich aber bei der Ergebnissicherung am Ende zur Verfügung, um noch einmal einen kritischen Blick auf die zentralen Punkte zu werfen und meine Meinung und Expertise beizusteuern.«

Eine regelmäßige Ist-Analyse schafft dabei zusätzlich Klarheit über die eigenen Aufgaben. Deshalb gilt es, regelmäßig zu prüfen,

- wo man gerade mit seinen Aufgaben steht und
- wie lange man an den Aufgaben bereits arbeitet.

Das nimmt den Druck. Wer einen guten Überblick hat, ist auch klarer in seinen Aussagen – auch während eines Gespräches mit einer Führungskraft.
Nein sagen muss geübt werden. Auch ein weiches *Nein* ist es wert, trainiert zu werden, manchmal auch vor dem eigenen Spiegel.

Es ist beispielsweise nicht einfach, Menschen mit Burnout nach einer Kur oder Therapie wieder in den Klinikalltag zu integrieren. Oftmals werden Menschen, die nach einem Burnout aus der Reha oder Therapie zurückkommen, als unangenehm und verändert wahrgenommen. Der Hintergrund ist einfach: Einer der Hauptgründe dabei ist, dass die Psycholog*innen ihren Patient*innen beibringen, sich abzugrenzen und deutlich, klar und oft *Nein* zu sagen. Sie lernen bisweilen, ein kaltes *Nein* als eine Art Schutzmechanismus vor einer erneuten Überlastung einzusetzen, also nicht mehr alles klaglos zu ertragen. Mit diesem Schutzmechanismus werden sie nicht mehr als stets belastbare Kolleg*innen wahrgenommen, die sie vor ihrem Burnout waren. Das kann auf andere Mitarbeitende teilweise irritierend wirken, weil sie diese Kolleg*innen anders kennengelernt haben. Das Ziel im herkömmlichen Alltag sollte es daher sein, ein sanftes, weiches *Nein* zu wählen, um sich zwar konstruktiv abzugrenzen, aber dennoch eine Perspektive offen zu lassen.

Manchmal kann es auch helfen, die eigenen Bedürfnisse offenzulegen, um so Transparenz und Verständnis zu erzeugen und die Sinnhaftigkeit hinter der eigenen Abgrenzung zu erklären (»Ich bitte dich um dein Verständnis. Momentan möchte ich mich mehr auf mich besinnen und meine Belastung stärker in den Blick nehmen, weshalb ich deine Bitte zum jetzigen Zeitpunkt ablehnen möchte«).

> Natürlich dürfen Sie auch gegenüber Ihrer eigenen Führungskraft signalisieren, wenn Ihnen das Wasser »Oberkante Unterlippe« steht. Achtung: Kommt Ihre Führungskraft zu Ihnen und möchte

> Ihnen ein weiteres Projekt zuteilen, klagen Sie nicht Ihr Leid oder dass Sie DAS nun nicht auch noch machen können und gerade eigentlich alles viel zu viel ist. Wenn Sie auf diese Weise emotional dicht machen, befinden Sie sich nicht auf Augenhöhe mit Ihrer Führungskraft.

Bleiben Sie professionell. Zeigen Sie auf, woran Sie gerade arbeiten, was noch in der Pipeline ist, was momentan aufgeschoben wurde und was aktuell brennt. Bitten Sie Ihre Führungskraft ggf., Ihre Aufgaben mit Ihnen gemeinsam neu zu priorisieren, damit Sie in Absprache bestimmte Aspekte fokussieren und andere liegen lassen, sodass Sie im Sinne Ihrer Führungskraft wirklich nur an dem arbeiten, was gerade wirklich wichtig ist. So wird ihr bewusst, was Sie alles schultern und was vielleicht auch kurz- oder mittelfristig geändert werden muss.

So bleiben Sie souverän, professionell und hinterlassen einen guten und organisierten Eindruck. Sie können dabei mehr gewinnen als verlieren, da Sie entweder durch die neue Priorisierung unwichtigere Aufgaben zurückstellen können oder Ihr Vorgesetzter Ihnen bei der Erkenntnis Ihrer Auslastung das zusätzliche Projekt nicht auch noch übergibt.

6.3 Kommunikationskanäle und Medien

Wie werden die unterschiedlichen Kommunikationskanäle richtig bedient? Grundsätzlich haben wir in Kliniken und Krankenhäusern drei Hauptkanäle, über die wir senden und empfangen:

- Face-to-Face, also von Angesicht zu Angesicht im persönlichen Gespräch
- E-Mail

- Telefon oder Zoom/Teams etc.

Häufig besteht eine Herausforderung darin, bei einer Flut an E-Mails nicht mehr den Überblick zu behalten, bei persönlichen Gesprächen unterbrochen oder von einem ständig klingelnden Telefon terrorisiert zu werden. Das alles hat wenig damit zu tun, dass es zu viele Informationen gibt, sondern dass bestimmte Informationen über Kanäle laufen, die für diese Art der Nachrichtenübermittlung eigentlich nicht geeignet sind. Hilfreich ist die Erkenntnis, welche Informationen über welche Kanäle gesendet und welche über welche Kanäle empfangen werden. Oftmals hilft es, diese unterschiedlichen Botschaften und Kanäle einfach mal zu analysieren, zu entwirren und anschließend zu ändern.

> Eine Stationsleitung wird ständig per Telefon oder im persönlichen Gespräch an die Auffüllung des Medikamentenschranks im Stationszimmer erinnert und stellt fest: Eine einzige E-Mail, die entsprechend termingerecht auf Wiedervorlage gelegt wird, reicht in diesem Fall völlig aus. So wird niemand mehr unnötig in der Orga-Zeit unterbrochen und gestört, da dieser Vorgang im Monitoring rechtzeitig erledigt wird. Wichtig ist jetzt die nach allen Seiten offene Kommunikation: Wer schickt die – eine(!) – E-Mail wann an wen?

E-Mails sind eine wunderbare Art, schnell und effektiv zu kommunizieren. Aber nicht in jedem Fall:

- Wer auf dem gleichen Flur sitzt, kann auch kurz mit jemandem direkt sprechen, außer jemand sollte gerade nicht persönlich gestört werden.
- Es ist paradox, erst eine E-Mail zu schicken und Sekunden später persönlich beim Empfänger zu stehen und zu fragen, ob die Mail schon gelesen wurde. Das erzeugt unnötigen Druck und ist überflüssig in der Kommunikation. Es vermittelt unter Umständen, ein*e Empfänger*in könne nicht schnell genug mithalten und erzeugt Stress.

- Bisweilen werden E-Mails für Vorgänge verschickt, die in der Wichtigkeit und Dringlichkeit so hoch sind, dass man besser direkt oder per Telefon mit jemandem hätte sprechen können.

Dagegen sollten E-Mails zwingend dann geschrieben werden, wenn ein (formaler) Vorgang geschaffen werden soll. Weder Sender*in noch Empfänger*in können anschließend behaupten, sie hätten es nicht gewusst.

> Eine E-Mail hat immer eine gewisse Bedeutung, da man sich durch die Verschriftlichung einer Aufgabe, eines Auftrages, eines Wunsches etc. in alle Richtungen absichern kann. Sollte es sehr wichtig sein, ist eine Empfangsbestätigung eine zusätzliche Garantie für den Erhalt.

E-Mails haben noch weitere Gesetzmäßigkeiten: So können sie einen Empfänger durchaus auch mal verärgern, wenn Botschaften beispielsweise kurz und knapp formuliert und auf höfliche Anreden und Schlussformeln verzichtet wird. Wenn ein »Hallo« oder »Mit freundlichen Grüßen« fehlt, genauso wie die richtige Orthografie, empfinden viele diese Art der Kommunikation als respektlos und unhöflich. Ein anderes Extrem ist es, viel Zeit und Mühe in das Erstellen einer ausufernden E-Mail zu investieren, etwa um nicht unhöflich zu sein oder weil das Formulieren schwerfällt. Beide Extreme sind nicht zielführend.

Was gehört also in eine Mail?

- Eine kurze Betreffzeile, damit die Themen nicht untergehen. Sie sollte klar machen, um was es geht, ohne Umschweife
- Namen und Berufsbezeichnungen korrekt formulieren
- Der Inhalt sollte möglichst, ohne zu scrollen, auf einen Blick lesbar sein.
- Maximal drei kurze Botschaften formulieren, sonst gehen Themen und Bemühungen im Arbeitsalltag unter.
- Noch besser: Je Thema eine kurze, freundliche E-Mail schreiben

- Extreme – zu viel oder zu wenig Information und fehlende Höflichkeit – sind nicht zielführend. Es gilt, das richtige Maß, je nach Sachverhalt, einzuschätzen und zu berücksichtigen.

6.3.1 Manchmal besser persönlich sprechen

Face-to-Face, also Gespräche von Angesicht zu Angesicht, fördern die Bindung zwischen den beteiligten Personen. Es ist die persönlichste Form der Kommunikation, bei der auch die Körpersprache eine große Rolle spielt. Während eine geschriebene E-Mail den anderen mit der Botschaft oder Information allein lässt, was unter Umständen auch eher eine kühle Art der Kommunikation darstellt, ist ein direktes Gespräch stets persönlicher. Besonders dann, wenn die Themen eher schwierig sind und eine Verschriftlichung viel Talent in der Wortfindung und Aufwand erfordern, kann ein persönliches Gespräch, das durch Gesten, Mimik und Tonlage gestützt ist, deutlich einfacher, nahbarer und zielführender sein und vermag auch anderen – je nach Thema – ein besseres Gefühl zu geben.

Wichtige Botschaften lassen sich auch in 5–7 Minuten austauschen. In 15–20 Minuten lassen sich bei guter Gesprächsvorbereitung durchaus Probleme lösen. 30–40 Minuten sind für schwierigere Themen und Sachzusammenhänge einzuplanen. Seltener sind 60–80 Minuten Gesprächsdauer vonnöten. Bei Gesprächen gilt grundsätzlich die zwei-Stunden-Regel: Was in 120 Minuten nicht zu erledigen ist, wird auch in drei oder vier Stunden nicht zu schaffen sein. Deshalb sollte dann besser ein Folgetermin geplant werden.

Face-to-Face hat eine große Bandbreite: Vom geplanten Termin bis zum Feedback-Gespräch zwischen Tür und Angel ist alles möglich. Auch hier ist die Frage, ob die zu sendende Botschaft wirklich das ist, was »nur mal eben so« auf die Schnelle kommuniziert werden kann. Entscheidend ist es bei der Gesprächsführung von Angesicht zu Angesicht deshalb auch immer, je nach Thema und Person, einen angemessenen Rahmen, der auch Ort und Zeitpunkt miteinbezieht, zu schaffen (siehe Band 2).

6.3.2 Die Botschaft am Telefon

Die Kommunikation übers Telefon ist der kürzeste und schnellste »Draht« zwischen zwei Menschen – unabhängig von der Entfernung. Beginnend mit der Frage »Passt es gerade?«, können weitere Höflichkeitsfloskeln ausgespart und die Botschaft kurz und knapp übermittelt werden. Wenn man sich nicht sieht, entfällt die Kontrolle der Mimik und die Informationsübermittlung kann höflich und zügig erfolgen. Hakt es allerdings auf der Beziehungsebene, können so vielleicht wichtige, über die Körpersprache vermittelte Informationen, Haltungen und Gefühle verloren gehen. Allerdings hilft selbst beim Telefonieren ein freundliches Gesicht: Denn ein Lächeln ist tatsächlich hörbar, klingt freundlicher und führt in der Regel schneller zum Ziel. Reflektierend ist zu überprüfen, welcher Kanal für welche Botschaft der Passende ist. Gerade in der Pflege sind diese Überlegungen wichtig. Denn auf Station sitzen die wenigsten Menschen ständig am Rechner oder sind immer am gleichen Platz zu finden.

Als Manuela die Funktion als Pflegedienstleitung für zehn Stationen übernehmen musste, war ihr klar, dass sie zügig ein brauchbares Kommunikationssystem etablieren sollte, denn die Stationsleitungen wurden jeden Tag mit Unmengen an Mails aus unterschiedlichen Ebenen und Richtungen bombardiert. Deshalb ließ sie in den ersten drei Monaten die gesamte E-Mail-Kommunikation an ihre Stationsleitungen über ihren Rechner laufen, sie bündelte alle digitalen Kanäle und gab dann die Infos entsprechend an ihre Leitungen weiter. In aufwendiger Kleinarbeit hat Manuela dabei in dieser Beobachtungsphase alles sortiert und analysiert und geklärt, welche Informationen zu den Stationsleitungen gehören und welche zukünftig nicht mehr per Mail, sondern persönlich, Face-to-Face oder telefonisch, geklärt werden sollen und entsprechende Absprachen mit allen vereinbart. Nachdem sie allen ihr System erklärt hat, wurden diese neuen Maßnahmen Schritt für Schritt umgesetzt. Weitere drei Monate später wurden kaum noch E-Mails hin- und hergeschickt, wichtige Infos flossen nun auf kurzen Wegen oder auf angemessenen Kanälen. Für Manuela war dabei von Anfang an das Feedback an ihre

Kolleg*innen wichtig, warum sie diese Entscheidungen, die Kanäle zu verändern, für entsprechende Themen getroffen hat. Auf diese Weise ist es ihr tatsächlich gelungen, mehr Ruhe und Überblick in den Informationsfluss zu bringen.

Bei jeder Form der Kommunikation gilt der Respekt vor der Zeit der anderen – egal, ob am Telefon, per E-Mail oder Face-to-Face. Dazu gehört nicht nur die gute Vorbereitung, sondern gleich zu Beginn eines Gesprächs kurz zu umreißen, worum es geht und wie viel Zeit das Gespräch voraussichtlich in Anspruch nehmen wird. Oftmals sind diese simplen Formen der Höflichkeit verlorengegangen.

> Entwirren Sie die Kommunikationskanäle. Entscheiden Sie, welche Botschaften über welche Kanäle empfangen und gesendet werden sollen und geben Sie unbedingt Feedback über den Verlauf, um sich Stück für Stück auf allen Kanälen zu entlasten. Bisweilen ist es dabei durchaus sinnvoll, die grundsätzlichen Kommunikationswege an einem Organigramm entlang auszurichten und dann zu schauen, bei welchen Themen es sinnvoll ist, die Wege zu verkürzen.
>
> Übrigens: Bisweilen etabliert sich in Teams der Kommunikationsweg über Instant Messenger und Soziale Messenger, um den Infofluss über einen Gruppenchat sicherzustellen. Dies ist ein zweischneidiges Schwert. Beachten Sie dabei immer die Regeln des Datenschutzes, den ein solcher Chat-Raum gewährleisten muss, UND achten Sie auch darauf, wofür dieser Chat genutzt wird, nämlich bestenfalls nur für kurze fachliche oder organisatorische Inputs, also keine Ironie, kein Sarkasmus, keine Emotionen und vor allem: kein Geläster. Legen Sie am besten, wenn möglich, Admin-Rechte fest, wer schreiben und einladen darf.

6.4 Tipps, Trends, Kernaussagen zum Thema Unterbrechungen

- Unterbrechungen sind teilweise lästig, aber dennoch Teil der Arbeit. Sehen Sie sie als genau das und integrieren Sie sie in Ihre Arbeitszeit.
- Unterbrechen manche Kolleg*innen häufiger als andere? Was stört Sie besonders? Führen Sie eine Weile Buch darüber, um das System zu durchschauen und dann zu ändern.
- Eingeplante Pufferzeiten helfen Ihnen auch bei dieser Problemstellung.
- In der Kürze liegt die Würze: Wenn Sie jemand unterbricht, geben Sie ihm eine Minute. Manchmal erledigen sich dann viele Dinge von allein.
- Arbeitsblöcke helfen, Synergien zu bündeln und damit Zeit zu sparen. Schlagen Sie alternative Kommunikationsformen vor wie Anrufe oder E-Mails. Und machen Sie sich vorher Notizen, damit Sie im Gespräch nicht den Faden verlieren oder wichtige Punkte vergessen.
- Ein heißer Tipp: Erledigen Sie »störende« Besuche im Büro oder entsprechende Anrufe im Stehen. Dann wird es gar nicht erst »gemütlich«, Sie bleiben in einer gewissen Spannung und können Gespräche schneller beenden.
- Bleiben und halten Sie das Thema. Nicht abschweifen. Dann geht es auch schneller. Und wer nicht mit dem Gesicht zur Tür sitzt, erfordert immer gleich eine Handlung und eine andere Körpersprache. Auch das macht eine Unterbrechung dynamischer.
- Etabliere Sie MMM-Zeit und »Stille Stunden«, die Ihnen und Ihrer vollen Konzentration gehören und die von allen respektiert werden. Telefone sollten ausgestellt oder woanders »geparkt« werden.
- Plaudern ist nett – aber nicht immer. Kommunikation und Gespräche können auch freundlich und bestimmt beendet werden, wenn sie aktuell nicht zielführend sind.
- Wurden Sie unterbrochen? Dann kehren Sie sofort zu Ihrer Arbeit zurück. Bitte nutzen Sie die Störung nicht als willkommene Entschuldigung, mit einer angefangenen Tätigkeit aufzuhören.

- Ordnung ist das halbe Leben – auch in der Kommunikation: Bringen Sie Klarheit in die Kommunikationskanäle und geben Sie Feedback, wer wann wo mit wem auf welche Weise zu welchem Thema wie intensiv kommunizieren sollte bzw. muss.

7 Ordnung und Struktur

7.1 Vorbereitung der Vorbereitung

Bevor Pläne und Strategien umgesetzt werden, muss sichergestellt sein, dass alle Unterlagen zur Verfügung stehen. Dafür ist eine gewisse Ordnung nötig. Sätze wie »Nur ein Genie überblickt das Chaos« oder »Wer Ordnung liebt, ist nur zu faul zum Suchen« sind eventuell witzig, aber keinesfalls zielführend. Auch wenn es als Rechtfertigung dienen mag, seinen eigenen Arbeitsplatz nicht aufzuräumen, fühlt sich wirklich niemand wohl oder kann kreativ sein, wenn es chaotisch oder unaufgeräumt ist. Wer erst stundenlang die Dinge suchen muss, die elementar für die Planung sind, verschwendet kostbare Zeit und noch mehr Energie. Eine gewisse Grundordnung und ein strukturiertes Ablagesystem machen Sinn und degradieren niemanden zu einem langweiligen Bürohengst. Klebezettel, farbige Markierungen und eine Ordnung, die nicht ablenkt, sind immer zielführend – beruflich und privat. Man fühlt sich zudem nicht mehr »bedroht« von Dingen, die unerledigt herumliegen. Erschwerend hinzu kommt der Platzmangel in Kliniken und auf Stationen. Wer mit dem anderen Pflegekräften oder Ärzten zusammensitzt oder nur ein Fleckchen im Stützpunkt oder der Kanzel hat, muss sogar noch besser organisiert sein. Denn als Leitungskraft müssen zudem bestimmte Unterlagen vertraulich aufbewahrt werden. Niemand möchte sein Mitarbeiterjahresgespräch auf dem Kaffeetisch für alle gut lesbar sehen.

7.2 Wiedervorlagesysteme – übersichtliche Strukturen entlasten

Ein gutes Wiedervorlagesystem ist ein praktisches und vor allem wichtiges Tool, um seine Zeit und seinen Alltag besser zu organisieren und gleichzeitig eine gewisse Ordnung zu halten, die sich an der eigenen Aufgaben- und Zeitplanung orientiert. Je nach Temperament und Vorliebe gibt es ganz unterschiedliche Systeme: Pultordner aus Papier oder auch Onlineablagesysteme, die sich automatisiert öffnen, wenn Termine an der Reihe sind. Für alle Systeme gilt das Prinzip der Verschriftlichung. Beides funktioniert, wenn die Mechanismen beherrscht werden. Für alle Vorlagesysteme, ob digital oder analog, gilt, bereits am Vorabend einen Blick darauf zu werfen, um zu wissen, was am kommenden Tag auf der Agenda steht. So kann man sich mental, aber auch inhaltlich vorbereiten und verschwendet keine kostbare Zeit. Zudem kann der Feierabend entspannt begonnen werden, da der Kopf frei ist. Tagesordnungen bringen Klarheit und schaffen Ordnung im Kopf und auf dem Schreibtisch. Nichts geht mehr verloren: sowohl Verabredungen mit Mitarbeitenden, Meetings oder auch Notizen über Gespräche.

> **Das Wiedervorlagesystem (▶ Abb. 6)**
>
> Nach einem Gespräch machen Sie sich eine kurze Notiz auf einem Blatt, was Sie mit dem Mitarbeiter zu wann vereinbart haben. Sie versehen das Blatt in der Kopfzeile mit der Notiz »WV 01.11.2024« und legen das Blatt in der WV unter dem »01.11.2024« ab. Unbeschwert wenden Sie sich anderen Aufgaben zu. Ihr Kopf ist von diesem Vorgang unbelastet. Denn: Am Abend des 31.10.2024 (oder in der Vorwoche am Freitag) öffnen Sie die WV vom 01.11.2024, finden die Gesprächsnotiz und sprechen den Mitarbeiter am nächsten Tag auf die Umsetzung der getroffenen Absprachen an. Voraussetzung: Konsequenz in Notiz und Ablage sowie ein disziplinierter Umgang mit der WV.

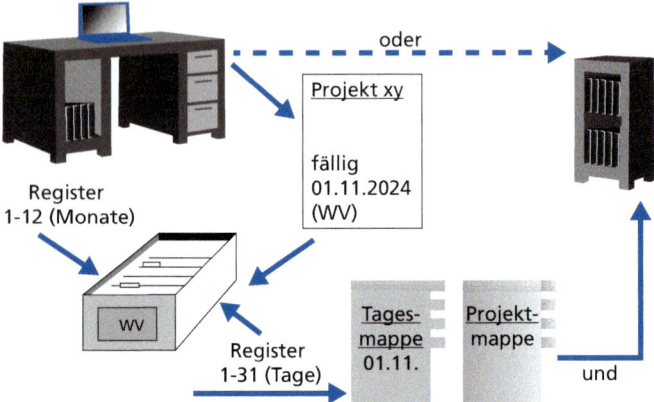

Abb. 6: Das Wiedervorlagesystem

Ein Wiedervorlagesystem ist unbestechlich. Man bekommt das zurück, was man zu einem festen Zeitpunkt abgelegt hat. Es erinnert konsequent an die Dinge, die auf Termin gelegt sind.

Machen Sie sich nach wichtigen Gesprächen kurze Notizen, die Sie in die Wiedervorlage integrieren und vor dem Folgemeeting kurz lesen. So sind Sie immer auf dem Laufenden, was bereits besprochen wurde, wer welche Aufgaben übernehmen wollte, was bereits erledigt ist oder an welche Punkte angeknüpft werden muss. Je größer die Abteilung ist, desto wichtiger ist diese Art der Organisation. Auch Hängeregistraturen – optimal im Schreibtisch – sind dabei in ihrer Funktionalität nicht zu unterschätzen, zumal sonst niemand Zugriff darauf hat. Alternativ ist auch ein digitales Onlineablagesystem mit fester Ordnerstruktur und einer guten Wiedervorlage durchaus brauchbar, allerdings sind viele Kliniken noch Lichtjahre vom papierlosen und digitalen Arbeitsalltag entfernt.

7.3 Kenne die Tools und Werkzeuge

Keine Angst vor Technik. Vieles, was den Arbeitsalltag heutzutage erleichtert, ist digital. Und es lohnt sich, im Alltag hilfreiche Tools tatsächlich mal genauer kennenzulernen – ohne Berührungsängste. Denn die brauchbare IT und Technik in unserem Leben funktioniert mehr und mehr intuitiv. Die Anwendungen sind so programmiert, dass sie User*innen wie von selbst durch das System manövrieren, wenn man die ersten, einfachen Funktionen in ihrer Tiefe und den Möglichkeiten kennt und beherrscht. Dazu gehören beispielsweise die Erinnerungsfunktionen in Outlook, die auch die Führung erleichtern, weil das System erinnert, was ansteht und was zu tun ist, oder das automatische Sortieren eingehender E-Mails auf Basis von vorher definierten Regeln. Keine Angst, niemand muss alles kennen und können, aber wer die Funktionen nutzt, die den eigenen Alltag erleichtern, ist schon weit vorne.

7.4 Tipps, Trends, Kernaussagen zum Thema Ordnung und Struktur

- Ordnung ist nur was für Spießer? Völlig falsch. Wer Ordnung hält, erleichtert sich sein Leben erheblich, findet immer alles, ist strukturiert und wirkt auch nach außen souverän. Deshalb planen Sie immer auch Zeit für die Ablage ein. Schaffen Sie sich das für Sie perfekte Wiedervorlagesystem an.
- Keep it simple: Ablage ja, und das möglichst einfach, übersichtlich, leicht zu durchschauen (auch für andere, wenn Sie mal krank oder im Urlaub sind) Tipp: Nutzen Sie die vier Felder der Eisenhower-Matrix: Must, Can, Nice-To-Have, Ablage.
- Sie gehören nicht zu den Digital Natives, also der Generation, die mit Computern und digitalen Strukturen aufgewachsen ist? Egal, Sie schaffen das trotzdem. Die meisten Systeme, Apps und Pro-

gramme sind so intuitiv nutzbar, dass sie sofort zu begreifen sind. Und wer die Erinnerungsfunktion seines Outlooks nutzt, darf erstaunt sein, wie sehr es den Kopf entlastet, sich nicht alles merken zu müssen. Ein wunderbares Projekt-Management-System, in das Sie Ihr komplettes Team integrieren können, ist beispielsweise »Trello«. Da gibt es sogar eine kostenlose Version.
- Nutzen Sie Tools und Werkzeuge wie Magnetwände, Whiteboards oder Flipcharts.
- Obwohl der Trend immer mehr zum papierlosen Büro geht, nutzen viele gerne die Schriftlichkeit. Aber Achtung: Sie wollen keine Zettelwirtschaft. Deshalb nutzen Sie keine losen Zettel, sondern feste Notizbücher und Businessmappen, die alles zusammenhalten.
- Gönnen Sie sich regelmäßig Zeit, um Ihre verschiedenen Ablagesysteme zu ordnen und auf- bzw. abzuarbeiten. Trennen Sie sich frohen Mutes von Altlasten. Es ist herrlich, Erledigtes im Aktenvernichter endlich loszulassen.

8 Meetings und Besprechungen

8.1 Bessere Besprechungen durch Tagesordnung und Protokolle

Wir kennen das alle: Schon wieder eine Besprechung, die zu lange dauert und weder Struktur hat noch zu einem befriedigenden Ergebnis führt. Das mag daran liegen, dass Führungskräfte zwar diese Meetings einberufen, ihnen aber die Zielklarheit fehlt. Das liegt mitunter an einfachen, pragmatischen Dingen, die nicht umgesetzt werden. Dazu gehört beispielsweise, sich von allen Eingeladenen zum vereinbarten Zeitpunkt ihre Top-Themen zuschicken zu lassen. Das hilft allen, die Besprechung vorzubereiten, Prioritäten zu setzen und eine Tagesordnung zu formulieren.

Tagesordnungspunkte in Meetings sollten dabei stets kategorisiert werden: Dabei helfen die Buchstaben I, B und E. »I« sind wichtige Informationen, die vermittelt, aber nicht diskutiert werden, »B« signalisiert den Beratungs- bzw. Besprechungsbedarf und ein »E« steht für Entscheidungen, die gemeinsam und konsentiert getroffen werden müssen. Stehen Beratungen und Entscheidungen an, muss mehr Zeit eingeplant werden. Eine Informationsphase kann in wenigen Minuten durch sein. Wer das berücksichtigt, stellt schnell fest, dass es zu einer Fokussierung kommt: Worüber muss informiert werden? Was muss beraten werden? Worüber muss entschieden werden? Dieses System strukturiert jedes Meeting.

Ein internes Meeting sollte stets mit dem ersten Standard-Tagesordnungspunkt beginnen: »Durchsprache des Protokolls des letzten Meetings«. Daraus folgt, dass jedes Meeting nur dann zielführend ist, wenn die Maßnahmen auch dokumentiert werden. Das Dokument sollte bereits während des Meetings vom Protokollführenden simultan – kurz, knapp, präzise – geschrieben und im Anschluss per E-Mail verschickt werden. Das spart doppelte und dreifache Arbeit und vor allem zeitliche Verzögerungen. Auch wenn es nicht perfekt ist, ist es wenigstens auf den Weg gebracht. Wer sich unsicher ist, kann während des Meetings bereits kurz Rücksprache halten, nachfragen und sofort Beschlüsse, Ideen und Formulierungen übernehmen. So können Fehlinformationen oder selektive Wahrnehmungen ausgeschlossen werden. Diese Vorgehensweise gibt dem Team das subjektive Gefühl, wieder etwas geschafft zu haben und dem Ziel ein Stück näher zu sein.

8.2 Regeln, Tipps und Vorgehensweisen bei Besprechungen

Die richtige Vorbereitung der Besprechung:

- Welche Fragen bzw. Themen werden besprochen?
- Welche Ziele sollen erreicht werden?
- Wer leitet die Besprechung?
- Wie lange soll die Besprechung dauern?
- Wie ist die Tagesordnung?
- Wer nimmt teil? Wer lädt ein?
- Wer führt das Protokoll?
- Wo findet die Besprechung statt?
- Welche Materialien werden benötigt?
- Müssen sich alle Teilnehmenden auf die Besprechung vorbereiten?

Regeln und Tipps während der Besprechung:

- Fangen Sie pünktlich an. Nachzügler werden integriert. Die, die pünktlich sind, sind auf diese Art zu belohnen.

- Halten Sie den Zeitrahmen ein und sorgen Sie für die Einhaltung der Tagesordnung.
- Achten Sie darauf, dass ein Protokoll geführt wird.
- Bennen Sie bereits im Vorfeld eine*n Protokollführer*in. Das dient der Vorbereitung und niemand wird überrascht.
- Achten Sie darauf, dass nur eine*r zurzeit spricht.
- Stoppen Sie Vielredner und ermutigen Sie alle Teilnehmer*innen zu Beiträgen. Jede*r sollte seine Stimme einmal im Raum gehört haben. Animieren Sie auch die Stillen, ihre Meinung zu äußern.
- Prüfen Sie, ob Entscheidungen wirklich von der Mehrheit getragen werden. Sprechen Sie dazu Schweigende auch direkt an.
- Schreiben Sie offene Fragen oder nicht besprochene Themen für das nächste Mal auf.
- Fassen Sie das Ergebnis kurz zusammen.
- Legen Sie die Aufgabenverteilung und Termine fest (Wer macht was mit wem bis wann?)

Nachbereitung der Besprechung:

- Legen Sie die unbehandelten Themen/Punkte auf Wiedervorlage.
- Händigen Sie allen Teilnehmer*innen das Protokoll aus.
- Überwachen Sie die zu erledigenden Aufgaben und die Einhaltung der Termine.

Als Führungskraft sollten Sie zumindest über grundlegende Moderationskompetenzen verfügen, die Sie hier nutzen müssen. Setzen Sie klare Signale: Jetzt geht es los! Nächster Tagesordnungspunkt! Schließen Sie sich nicht dem allgemeinen Geplauder an. Stehen oder sitzen Sie vorn, begrüßen und verabschieden Sie alle Anwesenden, machen Sie sich sicht- und hörbar. Zeigen Sie: Ich habe den Ablauf und die Karten und Stifte für das Whiteboard in der Hand! Sie strukturieren, visualisieren, halten fest und zeigen Kompetenzen, um dem Meeting Struktur zu geben. Erteilen Sie ggf. bei Diskussionen das Wort und legen die Reihenfolge der Wortmeldungen fest. Unterbrechen Sie auch Vielredner und bitten Sie um kurze Zusammenfassungen, denn Sie haben auch die Zeit im Blick.

> Übrigens: Es ist vollkommen legitim in diesem Zusammenhang auch darum zu bitten, bei wichtigen Themen oder Protokollen diese von jedem*jeder Teilnehmer*in abzeichnen zu lassen, damit man von allen die Versicherung hat, dass das Protokoll auch gelesen wurde.

Jede Führungskraft sollte vor dem Meeting überlegen, was ihre Ziele und Spielräume sind und an welcher Stelle sie ggf. gegensteuert. Dazu kann auch gehören, bereits vorher Einzelgespräche zu führen, um Stimmungen zu sondieren und Leute für sich und seine Ideen zu gewinnen, um am Ende auch wirklich eine Entscheidung treffen zu können, die von der Mehrheit getragen wird. So kann man geschickt verhindern, dass Diskussionen ausufern und Vielredner die Regie übernehmen. Außerdem wird so unterstützt, dass Teilnehmende mit Bedenken (»Nörgler*innen«) von Anfang an mit eingebunden und überzeugt werden. Hier kann der Leitsatz hilfreich sein: Gehe in keine Abstimmung, wenn du vorher nicht weißt, was das Ergebnis ist.

8.3 Externe Besprechung

Neben der richtigen Vorbereitung, der Bereitstellung von Unterlagen und einer vernünftigen Tagesordnung ist es ähnlich wichtig zu schauen, wer eigentlich eingeladen ist. Sitzen wirklich die richtigen Leute am Tisch? Gerade bei externen Besprechungen ist oft festzustellen, dass Menschen dabei sind, die eigentlich falsch in dieser Runde sind. Das ist unglücklich für alle Beteiligten – die, die richtigerweise eingeladen sind, und die anderen, die hier gerade ihre kostbare Zeit verschwenden.

Externe Besprechungen können beispielsweise große, klinikweite Runden sein, um eine angestrebte Zertifizierung zu planen. Dabei sind in der Regel Mitarbeitende aus vielen Bereichen anwesend, je nach Fachrichtung aus dem Qualitätsmanagement, der Onkologie, Radiologie, Intensivstation, Strahlentherapie usw. Aber wer gehört wirklich in diese Runde, um das angestrebte Ziel zu erreichen? Oft kommt es vor, dass im Überschwang zu viele Menschen eingeladen werden und ein Gremium auf Basis der vielen Meinungen sehr viel Besprechungs- und Diskussionsbedarf hat. Andererseits kann es aber auch sein, dass die richtigen Menschen fehlen, die wirklich entscheidend wären. Das oberste Prinzip: Alle Teilnehmenden müssen handverlesen sein und nicht nach dem Gießkannenprinzip dazu gebeten werden. Denn das frustriert alle Seiten: die richtigen und die falschen Leute am Tisch.

Aber auch Eingeladene sollten vorher überlegen, ob das genannte Thema für sie wirklich relevant ist. Es kann nämlich durchaus sein, dass sich jemand in dieser Runde zu Recht gar nicht sieht und deshalb durchaus auch im Vorfeld mal telefonieren kann, um seine Rolle in dieser Runde abzufragen. Muss man wirklich teilnehmen? Welcher Input wird erwartet? Wie sehen die Vorbereitungen aus? Kann ich mich wirklich wie gewünscht einbringen? Selektion ist wichtig, um seine eigene Rolle in dieser Einladung wahrzunehmen. Manchmal ist es von Vorteil, freundlich abzusagen, sich allerdings im Nachgang das Protokoll schicken zu lassen. Stellt man dann fest, dass hier durchaus Potential besteht, kann die nächste Runde als Termin notiert werden. Umgekehrt genauso: Wer in der ersten Runde feststellt, dass die eigene Anwesenheit eher überflüssig ist, bittet darum, aus diesem Projekt entlassen zu werden.

> Selbstmanagement bedeutet immer die Hoheit des eigenen Handelns: Wer nicht selber bestimmen kann, ob eine Teilnahme nötig ist, kann durchaus im Vorfeld um die Tagesordnung bitten und nach Strategien und Zielen fragen. Eventuell ergibt sich bereits daraus, warum wer wann wirklich gebraucht wird. Vielleicht ist es dann auch möglich, nur temporär an einer Besprechung teilzunehmen und eventuell früher zu gehen oder erst später dazuzukommen. So bleibt jeder selbstbestimmt.

8.4 Tipps, Trends, Kernaussagen zum Thema Meetings und Besprechungen

- Ganz klar: Es gibt zu viele Meetings. Deshalb legen Sie vorher das Ziel der Besprechung fest und prüfen Sie ehrlich, ob ein Austausch wirklich notwendig ist oder eher dem eigenen Ego dient.
- Muss man wirklich sprechen oder reichen E-Mails oder ein Treffen als Videokonferenz?
- Nutzen Sie die Technik und eine entsprechende Software, um die Planung zu vereinfachen.
- Sie müssen sich treffen? Dann bitte nur mit Tagesordnung, an die sich auch alle Anwesenden zu halten haben.
- Denken Sie an das Zeitlimit pro Tagesordnungspunkt und Redebeitrag.
- Starten und enden Sie pünktlich.
- Formulieren Sie eventuell schon vorher bei jedem Tagespunkt das angestrebte Ergebnis.
- Überprüfen Sie Ihre »Gästeliste«: Sind wirklich alle Eingeladenen notwendig, um das gewünschte Ziel zu erreichen?
- Bestellen Sie Teilnehmende nur für bestimmte Tagesordnungspunkte zeitgenau ein; so müssen sie nicht an dem Teil des Meetings teilnehmen, der sie nichts angeht bzw. zu dem sie nicht beitragen können.
- Übrigens: Am effektivsten sind Meetings mit fünf bis acht Teilnehmenden. Alles andere ist nur zielführend, wenn Moderationsmethoden genutzt werden, um so viele Meinungen wie möglich in Lösungen einfließen zu lassen. Deshalb macht es Sinn, die Zahl der Teilnehmenden zu begrenzen.
- Seien Sie gut vorbereitet.
- Behalten Sie das Ziel stets im Auge und unterbrechen Sie Vielredner*innen höflich, aber bestimmt.
- Übrigens: Meetings im Stehen ohne Häppchen gehen schneller und sind oftmals zielführender.

- Am Schluss rekapitulieren Sie das Gesagte und Beschlossene, fassen die Ergebnisse zusammen, geben Anweisungen und Arbeitsaufträge.
- Am Ende lassen Sie allen Teilnehmenden zeitnah ein Protokoll mit Aktionsplan und Follow-up-Maßnahmen zukommen: Was wurde gesagt? Was beschlossen? Wer macht was bis wann mit wem?

9 Delegation

9.1 Lernen, richtig zu delegieren

Delegation bedeutet, zu prüfen, welche *Aufgaben* an wen verantwortungsvoll abgegeben werden können mit der Sicherheit, dass diese zur vollen Zufriedenheit erfüllt werden. Gerade Führungskräfte in der Pflege halten sich gerne für »ihr bestes Pferd im Stall«. Sie agieren nach dem Motto: Nur was ich selber mache, wird gut und ist schnell erledigt. Mit dieser Haltung hat man jedoch den schwarzen Peter, da immer alles selbstgewählt an einem selbst hängen bleibt. Auf Dauer ist es natürlich besser und ressourcenschonender, schon frühzeitig herauszuarbeiten, wer im Team für welche Arbeiten qualifiziert und topfit ist. Dabei helfen die Reifegrade, über die wir bereits im ersten Band dieser Reihe ausführlich informiert haben (vgl. Band 1). Also auf wen im Team kann sich die Führungskraft aufgabenspezifisch voll verlassen? Denn kaum jemand ist in allen Bereichen wirklich topfit. Delegation setzt dabei immer eine hohe Kompetenz voraus, also viel Erfahrung und Wissen, sowie ein hohes Maß an Engagement, d. h. Motivation und Selbstvertrauen, die delegierte Aufgabe im Grunde auch allein zu schaffen. Geklärt werden müssen in jedem Fall auch die Wege der Rückmeldung und Netze zur Absicherung.

9.2 Delegation über Autoritätsstufen

Schritte zum effektiven Delegieren:

1. Zunächst nachdenken und planen
2. Die Verantwortlichkeiten und die gewünschten Resultate klären
3. Die richtigen Personen auswählen
4. Ein bestimmtes Maß an Autorität gewähren (siehe Autoritätsstufen)
5. Kontrollen und Prüfstellen festlegen
6. Ein motivierendes Arbeitsumfeld schaffen
7. Rechenschaft verlangen

Für die meisten stellt Delegieren ein Problem dar. Wir behalten nämlich lieber, was wir hier abgeben müssen: Verantwortung. Richtiges Delegieren ist ein wirkungsvolles Führungsmittel, um andere zur Leistung zu befähigen. Aber es benötigt ein hohes Maß an Vertrauen zwischen allen Beteiligten. Je größer der Handlungsspielraum, desto mehr Vertrauen ist notwendig. Vertrauen wiederum benötigt Zeit, um sich zu entwickeln und sollte auf Basis von beobachtbarem Engagement und Kompetenz basieren. Zu delegieren ist dann am erfolgreichsten, wenn die Unternehmenskultur Werte wie Mitarbeiterentwicklung, persönliches Wachstum, Innovation und Kreativität fördert. Dabei kann man den Spielraum der Verantwortung durchaus differenziert ausgestalten.

Wer delegiert, kann sich an den folgenden Autoritätsstufen, auch Stufen der Delegation genannt, orientieren:

- Stufe 1: Nennen Sie mir die Tatsachen. Ich entscheide.
- Stufe 2: Unterbreiten Sie mir Vorschläge. Ich entscheide.
- Stufe 3: Was empfehlen Sie? Ich entscheide.
- Stufe 4: Entscheiden Sie, aber warten Sie auf meine Zustimmung.
- Stufe 5: Entscheiden und handeln Sie, solange ich nichts dagegen habe.
- Stufe 6: Handeln Sie und informieren Sie mich über die Ergebnisse.
- Stufe 7: Handeln Sie und lassen Sie mich wissen, wenn etwas schiefgeht.
- Stufe 8: Handeln Sie, es ist keine Berichterstattung nötig.

Die Stufen zeigen die Entwicklung und den Handlungsspielraum der Delegation: Während bei Stufe 1 nichts ohne Kontrolle läuft, ist bei Stufe 8 das Vertrauen beinahe grenzenlos. Nicht einmal mehr die Information wird eingefordert, da klar ist: Dieser Job klappt auch ohne das Engagement der Führungskraft. Im Grunde stellt dieser Übergang eine Ausdifferenzierung des Raumes zwischen den Führungsstilen »Dirigieren« und »Delegieren« nach Kenneth Blanchard (Blanchard et al. 1995) dar, da sie den Grad der eigenen Autorität von Stufe 1 bis Stufe 8 sukzessive zurückfahren bzw. in die Hand des Mitarbeitenden legen. Folgende Punkte sollten dabei beachtet werden:

- Achten Sie stets darauf, genügend Autorität zu delegieren, dass der andere die gewünschten Ergebnisse auch wirklich erreichen kann. Hilfreich dabei sind die acht Autoritätsstufen.
- Überlegen Sie vor der Delegation, wie und wann die Fortschritte kontrolliert werden sollen. Wer die Kontrolle nicht behalten kann, sollte nicht delegieren.
- Ziehen Sie den Verhaltensstil (DISC) der anderen Person in Betracht und passen Sie Ihr Delegieren entsprechend an.
- Vermeiden Sie es, sich in die Entscheidungen anderer Personen einzumischen, sie zu untergraben oder auf sonstige Art und Weise ungültig zu machen.
- Delegieren Sie auch das Recht, Fehler zu machen. Sie sind Teil des Lernprozesses.
- Halten Sie wichtigste Details ggf. schriftlich fest. Geben Sie der anderen Person eine Kopie.
- Zwischenkontrollen bedeuten nicht, der Person ständig im Nacken zu sitzen. Lassen Sie den anderen die Aufgaben selbstständig erledigen, aber führen Sie regelmäßige Kontrollen an wichtigen Meilensteinen oder kritischen Punkten durch.
- Unterbinden Sie Rück-Delegationen. Besprechen Sie nicht nur Probleme, sondern bitten Sie um Lösungsvorschläge. Helfen Sie anderen, ihre eigenen richtigen Entscheidungen selbst zu treffen.
- Bestehen Sie auf Ergebnisse, aber nicht auf Perfektion bzw. ihren eigenen Weg. Es gibt meist mehrere Möglichkeiten, das gleiche Ergebnis zu erreichen. Bestehen Sie nicht darauf, dass jeder alles so

macht, wie Sie es getan hätten. Lernen Sie, mit Unterschieden zu leben.

An diesem Punkt trifft gute, saubere Delegation auf gute Organisation und Struktur. Eine Stationsleitung, die viel und gerne delegiert, muss eine funktionierende Wiedervorlage haben und diese auch beherrschen. Nur so ist garantiert, dass die Führungskraft das Thema nicht vergisst oder aus den Augen verliert. Denken Sie daran: Delegieren können Sie lediglich die Umsetzungsverantwortung, die Organisationsverantwortung bleibt immer bei der Führungskraft. Dieser können Sie sich nicht entziehen, sollte etwas schiefgehen. Ein regelmäßiges Nachfragen ist auch von hoher Bedeutung für jene, die die Aufgaben übernommen haben. Wird von der Führungskraft niemals nachgefragt, gerät das Thema in der Umsetzung auch bei allen anderen leicht in Vergessenheit. Wer die Arbeit gemacht hat und keine regelmäßige Rückmeldung bekommt, fühlt sich nicht mehr wertgeschätzt und verliert das Interesse an der Aufgabe. »Was soll ich mich kümmern, wenn mein*e Chef*in kein Interesse daran hat«, sorgt dafür, dass die Motivation deutlich sinkt. Regelmäßige Nachfrage erhält die Bedeutung und Wichtigkeit der übertragenen Aufgabe – und erinnert bisweilen an noch nicht Erledigtes. Manchmal hilft dabei auch eine gesetzte Deadline. So ist garantiert, dass das delegierte Thema irgendwann erledigt und somit vom Tisch sein muss. Dominante Mitarbeitende beispielsweise lieben diese besondere Herausforderung und fühlen sich noch motivierter, wenn sie die Zeit im Nacken spüren.

Delegation hat mehrere Vorteile: Als Fürsorgeprinzip hilft sie dabei, andere bei ihrer Entwicklung zu fördern, sie in die Selbstverantwortung zu führen und bei ihrer Potentialentwicklung zu unterstützen. Auf der anderen Seite entlasten sich Führungskräfte in hohem Maße selber und können ihren Wirkungsgrad erhöhen, da niemand alle Ideen allein umsetzen kann. Nur so kann sehr viel mehr erreicht werden.

> Der Weg zur Delegation braucht Zeit. Auch jemand, der begabt ist, schafft nicht alles auf einmal und sofort. Deshalb sind ein enges Begleiten und Beobachten auf dem Weg zum Spitzenkönner

> wichtig. Achtung: Das heißt auch, dass erfolgreiche Delegation Teil eines Entwicklungsprozesses ist, den Sie als Führungskraft aktiv gestalten müssen, um Menschen in die Selbstständigkeit zu führen.

Delegation ist ein Prozess, der Vertrauen braucht. Menschen, die nicht delegieren können oder wollen, haben oftmals im Arbeitskontext nicht gelernt, loszulassen. Delegieren kann aber auch geübt werden:

- Delegieren Sie in einem kleinen Rahmen. Geben Sie eine Aufgabe ab, die bei Nichterledigung wenig Schaden anrichten kann.
- Suchen Sie sich nur Mitarbeitende, die die gestellte Aufgabe auch wirklich bewältigen können. Maßstab dabei sind immer Kompetenz *UND* Engagement.
- Investieren Sie Zeit, um Mitarbeitenden neue Aufgaben beizubringen. Auch wenn es anfangs vielleicht etwas anstrengend wirkt, holen Sie die Zeit später zehnmal wieder raus.
- Delegieren heißt auch zu akzeptieren, dass andere Spitzenkönner mit ihrem eigenen Stil übertragene Aufgaben lösen werden. Wenn das Ziel erreicht wird und die Qualität stimmt, sollte jeder die Chance bekommen, einen eigenen Weg zu gehen.
- Erwartungen müssen von Anfang an deutlich kommuniziert werden. Wer ein bestimmtes Ziel erreichen will, sollte es auch exakt benennen und beschreiben können.

> Delegation scheitert oft daran, dass Führungskräfte nicht exakt beschreiben und erklären, was sie erwarten. Wird ein Auftrag nicht konkretisiert, macht ein anderer es so, wie es verstanden wurde. Erst wenn die Führungskraft exakt beschreibt, was sie fordert, vor allem in Bezug auf die Ansprüche an das Ergebnis, kann auch ein Ergebnis erwartet werden, das sie zufriedenstellt. Hier können wieder die SMART-Kriterien zur klaren Strukturierung und Erläuterung eines Auftrages helfen.

9.3 Tipps, Trends, Kernaussagen zum Thema Delegation

Wer delegiert, sollte …

- nicht nur Aufgaben, sondern auch Autorität delegieren. Dabei helfen die acht Autoritätsstufen.
- bereits vorher überlegen, wie und wann Fortschritte kontrolliert werden können. Wer keine Kontrolle garantieren kann, sollte nicht delegieren.
- den Verhaltensstil der anderen Person beachten und das Delegieren entsprechend anpassen.
- es vermeiden, sich in die Entscheidungen anderer einzumischen, sie in Zweifel zu ziehen oder auf eine andere Art zu entkräften.
- daran denken, dass jemand, der eine Aufgabe übernimmt, auch durchaus das Recht auf Fehler hat. Es ist ein Lernprozess, wichtige Aufgaben eigenverantwortlich zu übernehmen.
- die Aufgabenstellung schriftlich fixieren und der anderen Person eine Kopie davon überlassen bzw. die Aufgabe per E-Mail übergeben und sie damit zu einem Prozess machen.
- auch bei Kontrollen der anderen Person nicht das Gefühl geben, ihr ständig im Nacken zu sitzen, sondern die Aufgaben selbstständig erledigen lassen, aber an bestimmten Punkten und wichtigen Meilensteinen Kontrollmechanismen einzubauen.
- Rück-Delegationen vermeiden. Das heißt, Probleme zu benennen, um Lösungsvorschläge zu bitten und den anderen das Gefühl zu vermitteln, selber richtige Entscheidungen zu treffen.
- auf Ergebnisse setzen und nicht auf Perfektion. Wege zu einem Ziel können unterschiedlich sein, deshalb zählt am Ende nur das Ergebnis.
- lernen, das andere Menschen anders arbeiten und Probleme anders angehen.

10 Prokrastination

10.1 Unangenehm, schwierig, hart oder langweilig?

Die sogenannte Prokrastination, oder auch *Aufschieberitis*, ist in den jüngeren Generationen ein eigenes größeres Thema geworden, und die Sichtbarkeit des Problems hat zugenommen. Dem Verständnis nach wird zwar ein Fehlverhalten beschrieben, das allerdings heute mehr und mehr »gesellschaftsfähig« zu sein scheint. Man kokettiert damit und findet sich beispielsweise in den entsprechenden Statements auf den Social-Media-Kanälen durchaus wieder. Dabei kann das Aufschieben wichtiger Arbeiten und Angelegenheiten durchaus unangenehme Folgen haben. Warum werden Handlungen oder Dinge aufgeschoben? Weil sie

- unangenehm und/oder
- schwierig sind und/oder
- harte Entscheidungen verlangen und/oder
- langweilen.

Wer prokrastiniert, zieht gefühlt angenehmere Handlungen vor und ersetzt so Unangenehmes durch Dinge, die lieber getan werden. Das kann unter Umständen zu einer Art Selbstbetrug führen. Man »schlawinert« um das unangenehme Thema herum. Wer aufschiebt, muss allerdings damit leben, dass der Druck immer größer wird. Denn im Arbeitsalltag erledigen sich die wenigsten Dinge leider einfach von allein. Im Gegenteil: Wer aufschiebt, erhöht langfristig den persönlich empfundenen Stress. Wer das erkennt und auch den Handlungsbedarf sieht, sollte nach den Ursachen für die persönliche *Aufschieberitis* suchen.

> Anne ist Stationsleitung und liebt ihren Job. Dennoch schiebt sie die Beantwortung mancher E-Mails gerne vor sich her – stets in der Hoffnung, dass sich die Dinge möglicherweise wie in einer »göttlichen Fügung« von allein erledigen. Hinterfragt man, warum sie das tut, erkennt sie den wahren Grund: Sie scheut die Beantwortung jener E-Mails, in denen Entscheidungen getroffen werden müssen, die sie aus ihrem Gefühl heraus nicht allein verantworten will, sondern dazu die Freigabe und Rücksprache mit ihrer Chefin möchte. Aus der Befürchtung, Ablehnung zu erfahren oder ein negatives Feedback zu bekommen, bearbeitet sie diese Anfragen lieber gar nicht. Gerade Menschen, die außengesteuert sind, neigen bisweilen zu *Aufschieberitis*. Wer Probleme und Hindernisse dieser Art erkennt, kann lernen, gegenzusteuern.

Wer seine Neigung zur Prokrastination angehen will, muss sich klar darüber werden, was die Gründe und Antreiber für dieses Fehlverhalten sind, sprich der Ursache auf den Grund gehen. Welche Ängste, Sorgen oder auch persönliche Animositäten verleiten dazu, Dinge, die subjektiv als unangenehm empfunden werden, vor sich herzuschieben? Aber auch, ob man wirklich prokrastiniert oder vielleicht die gestellten Aufgaben zu viel und die eigenen Ansprüche zu hoch sind, muss geprüft werden. Wer zu viel Arbeit hat und vielleicht auch noch wenig strukturiert ist, schiebt eventuell gar nicht auf, sondern schafft das selbstgesetzte Pensum einfach gar nicht. Auf den Zeitmangel folgen dann oft die Erschöpfung und mangelnde Motivation. Das eigene Verhaltensprofil zu kennen und es zu reflektieren, kann dabei helfen, sich des eigenen Fehlverhaltens bewusst zu werden und dagegen anzugehen.

- Welche Aufgaben sind wirklich wichtig?
- Tut die Erledigung der Aufgaben mir und meinen Mitarbeitenden gut?
- Kann es sein, dass sich Themen, die liegen bleiben, möglicherweise von selbst erledigen?

> Akzeptieren Sie sich und Ihre *Aufschieberitis* und erkennen Sie, dass es hier Handlungsbedarf gibt. Sehen Sie das Problem – zunächst ohne sich selbst oder die Handlung zu verleugnen. Wer erkennt, dass die langfristige Perspektive entscheidend ist, erkennt auch schnell, wie wichtig es ist, dieses Problem anzugehen. Denn wer immer aufschiebt, erhöht den Druck, den Berg an Arbeit und den damit verbundenen Stress. Erst wer aufhört zu leugnen und sich den Problemen stellt, kann Dinge auch wirklich verändern.

»Nichts ist mächtiger als eine Idee, deren Zeit gekommen ist.« (Victor Hugo, 1802–1885, französischer Schriftsteller und Politiker)

Um sich selbst den Arbeitsalltag zu erleichtern, hilft es, sich einen Überblick über die Prioritäten zu schaffen: Was ist »Pflicht«? Also was muss erledigt werden? Was ist »Kür«? Also Dinge, die schön sind, aber nicht wirklich alltagsrelevant?

Die langfristige Perspektive ist entscheidend, um sich selbst den Druck zu nehmen. Wer was wann macht, ist eine persönliche Entscheidung. Bisweilen wird empfohlen, die schwierigen Dinge zuerst zu machen. Das birgt jedoch die Gefahr, sich gleich zu Beginn zu sehr zu verausgaben und dann keine Kraft mehr zu haben für den Rest der Aufgaben, die erledigt werden müssen. Haben Sie also stets die Eisenhower-Matrix vor Augen und hinterfragen Sie die Aufgaben:

- Was ist wichtig und was ist »nur« dringlich?
- Sehen Sie die Aufgabe als gut und wichtig an oder eher als Last?

Prokrastination betrifft oft Menschen, die außengesteuert sind und keine Ziele haben. Wer für etwas brennt und sich von einem Ziel angezogen fühlt, wird daran arbeiten, es zu erreichen und dieses Ergebnis nicht aufzuschieben. Hier liegt der Unterschied zwischen Motivation und Disziplin: Motivation muss immer wieder aufgespürt, gelernt und vor allem fokussiert und erhalten werden, hat aber dafür einen starken Pull-Effekt. Disziplin dürfen und müssen Sie als Führungskraft bisweilen auch einfordern, besonders auch von Mitarbeitenden, die immer wieder gerne dieselben Tätigkeiten vor sich herschieben, obwohl Sie im Sinne der Fürsorgepflicht die Ursachen für das Verhalten erkannt und rückgemeldet haben, aber vom Mitarbeitenden nicht danach gehandelt wird. Hier müssen Sie entsprechend pushen, notfalls mit der Doppelstrategie: Ich rede mit Ihnen nicht mehr über das »Ob«, sondern nur noch über das »Wie«.

Manchmal ist auch die fehlende Konzentrationsfähigkeit Grund für die *Aufschieberitis*. Verschiedene Kommunikationskanäle, Lebenswandel, Multitasking usw. können die Hintergründe sein. Wer immer erreichbar ist, jede Mail liest, jeden Anruf entgegennimmt und zwischendurch immer noch andere Themen und Arbeitsstände checkt und seine Social-Media-Kanäle im Blick hält, kann sich nicht auf eine Aufgabe konzentrieren. Die Ablenkung wird zu einem Teufelskreis.

> Schalten Sie alles aus, was Sie ablenkt. Und beginnen Sie, die Aufgaben wertzuschätzen, die Sie eigentlich ablehnen. Auch wenn beispielsweise Dokumentationen nerven, denken Sie daran, wie wichtig diese in der Betreuung Ihrer Patient*innen und der Bewertung Ihrer Arbeit sind. Setzen Sie die Tätigkeit in einen größeren Zusammenhang und erkennen Sie die Bedeutung, den Sinn, dieser unliebsamen Arbeit für das größere Ganze an. Wer lernt, auch Dinge wertzuschätzen, die er eigentlich lieber aufschieben möchte, wird begreifen, dass auch unangenehme Dinge erledigt werden müssen, damit das große Ganze langfristig gut funktioniert. Das bedeutet im Folgeschluss aber bisweilen auch, die notwendige Selbstdisziplin an den Tag zu legen – auch wenn es schwerfällt, dafür Motivation aufzubringen.

Prokrastination hat immer auch zwei Seiten: die kurzfristige und die langfristige. Kurzfristig mag es entlasten, aber langfristig werden Führungskräfte ihre Zukunft nicht aktiv gestalten können, wenn sie ständig die Erledigung zielführender Arbeiten aufschieben.

10.2 Tipps, Trends, Kernaussagen zum Thema Prokrastination

- Geben Sie zu, wenn Sie zur »Aufschieberitis« neigen, und vermeiden Sie innere Diskussionen mit sich selbst. Erst wenn Sie nicht mehr leugnen, können Sie dagegen angehen.
- Erkenne dich selbst: Warum schieben Sie auf, statt Dinge anzugehen? Liegt es daran, dass Sie unangenehme, schwierige oder Sie belastende Dinge nicht angehen wollen?
- Erkennen Sie, ob Sie ein »Erregungsaufschieber« sind, also jemand, der den Druck und den Kick braucht, irgendetwas erst auf die allerletzte Minute abzugeben oder fertigzustellen. Hier wird manchmal nach dem Motto gearbeitet: Ich habe so lange ein Motivationsproblem, bis ich ein Zeitproblem habe.
- Erkennen Sie, dass auch manch unangenehme Dinge wichtig sind und langfristigen Nutzen haben.
- Disziplinieren Sie sich selbst, indem Sie erkennen: Jetzt wird die Zeit knapp! Die Dinge sollten jetzt erledigt werden, bevor Sie unter Druck kommen.
- Setzen Sie sich ein Ziel. Manche Verhaltensstile mögen es, wenn sie sich selber fordern, z. B. mit einem engen Zeitplan.
- Lassen Sie sich nicht von außen steuern, sondern fordern Sie sich selbst. Terminieren Sie unangenehme Aufgaben mit festen Zeiten.
- Geben Sie anderen das Versprechen, die Aufgaben zu erledigen. Das nimmt Sie in die Pflicht. Achten Sie darauf, nicht das Gesicht zu verlieren oder Ihr Versprechen zu brechen: Auch das kann ein wirksamer Motivator sein.
- Auf los geht's los: Nehmen Sie sich die unangenehmen Aufgaben zuerst vor und gönnen Sie sich dann eine Pause. Sie werden sich bald besser fühlen.
- Sehen Sie die Aufgaben sportlich oder auch spielerisch und wachsen Sie an der Aufgabe und der zeitlichen Herausforderung. Achten Sie aber auch darauf, fürsorglich mit sich umzugehen, während Sie sich mit diesen Aufgaben fordern.

- Bevorzugen Sie die Salami-Taktik: Gehen Sie in kleinen Schritten und kurzen Zeitabschnitten vor, dann ist es gefühlt nicht so schlimm.
- Zerlegen Sie auch komplexe Aufgaben in kleine Teilschritte. Dann ist der Berg schon nicht mehr so hoch.
- Schon mal versucht, für Sie unangenehme Dinge an andere zu delegieren? Vielleicht hat ja die Kollegin Spaß an der Aufgabe?
- Versuchen Sie's am Anfang mit leichteren Aufgaben. Vielleicht sind Sie dann doch motiviert, sich auch an größere »Brocken« zu wagen.
- Seien Sie stolz auf kleine Erfolge.
- Seien Sie nicht perfektionistisch, muntern Sie sich immer wieder auf, verzichten Sie auf Selbstmitleid und denken Sie daran, dass die Aufgabe erledigt werden muss, Sie aber nicht für Perfektion bezahlt werden.
- Thomas Edison sagte: »Kreativität besteht zu 99 % aus Transpiration und nur zu 1 % aus Inspiration.« Das heißt: Es ist egal, ob Sie Lust haben oder in welcher Stimmung Sie sind: Fangen Sie einfach an.
- Denken Sie stets daran, dass es genau zwei Regeln gibt: 1. Einfach anfangen! 2. Immer weitermachen. Vielleicht hilft es ja, wenn Sie anderen zu festen Terminen Resultate zusagen.
- Das Prinzip der Belohnung funktioniert auch hier! Sie haben etwas geschafft, dann gönnen Sie sich etwas Schönes. Wie wär's mit einem Stück Kuchen zum Nachmittagskaffee? Und den gibt's wirklich nur, wenn das selbst gesetzte Ziel erreicht ist.
- Noch Fragen? Nein. Dann kann's ja losgehen!
- Lernen Sie, Prioritäten zu setzen (▶ Kap. 3).

11 Zeitmanagement im Team

11.1 Team-Zeitmanagement – an andere denken und sich gegenseitig beeinflussen

Nirgendwo wird *Teamarbeit* so deutlich und ist so wichtig wie in einer Klinik. Der Prototyp von »Hand in Hand« könnte hier erfunden worden sein. Natürlich ist jede*r für sich Leistungsträger*in, muss funktionieren, die Arbeit »aus dem Effeff« beherrschen und immer und zu jeder Tages- und Nachtzeit sehr viel Leistung bringen. Aber die Arbeit am Bett ist kein Vakuum.

Für eine Spitzenleistung müssen viele Menschen zusammen auf ein gemeinsames Ziel hinarbeiten. Alle wollen gemeinsam, dass es den Patient*innen gut geht, dass sie versorgt, gepflegt und sich sicher und wohl fühlen. Am wichtigsten ist dabei nicht das persönliche Zeitmanagement, sondern das »Teamzeit-Management«. Nur gemeinsam wächst die Leistungsfähigkeit, da so für das einzelne Individuum eine größere Produktivität geschaffen wird.

Zusammen können wir mehr erreichen als durch die gesammelten Anstrengungen jedes Einzelnen, der allein arbeitet. Zeitmanagement im Team erfordert daher einen völlig neuen Ansatz im Umgang mit der Zeit. Die Geschwindigkeit der Organisation ist dann nicht auf einzelne Personen abgestimmt, sondern auf Gruppen, die an einem »Projekt« zusammenarbeiten. Damit das klappt, muss die Zeit so geplant und verwendet werden, dass sie zu einer Einheit im Gesamtkontext wird. Damit verliert nicht das einzelne Individuum an Bedeutung, sondern erweitert seine Perspektive auf die gesamte Herausforderung.

Menschen, die ihre Zeit im Griff haben, wissen:

- Ein Team voll zu unterstützen bedeutet auch, sich weiterzubilden
- Kolleg*innen sind nicht nur Berichterstatter*innen, sondern Verbündete.
- Der Erfolg einer ganzen Station hängt auch immer von positiven Arbeitsbedingungen ab.
- Ein kontinuierlicher Dialog über den Umgang mit der Zeit stärkt die Station und das Gemeinschaftsgefühl.
- Vorwürfe gegenüber Kolleg*innen, die ihre Zeit nicht im Griff haben, sind kontraproduktiv. Lösungsansätze müssen anders gefunden werden.

Auch wenn wir die besten Absichten haben, »stehlen« wir anderen manchmal die Zeit und bereiten ihnen Probleme. Dies lässt sich in einem Team nie vermeiden. Wir verwenden viel Zeit darauf, uns zu beschweren und deutlich weniger damit, Lösungen zu finden.

Diese können sein:

- Stimmt die Grundeinstellung? Werden die Kolleg*innen respektiert und gibt es Hilfestellungen, falls jemand nicht »funktioniert«?
- Ist allen klar, dass sie gemeinsam in einem Boot sitzen? Zeitprobleme können niemals auf Kosten anderer gelöst werden. Wer keine Rücksicht nimmt, kann im schlechtesten Fall sogar »kentern«. Ein Sieg auf Kosten anderer könnte verheerende Nebenwirkungen haben.
- Helfen Sie anderen dabei, ihre Leistungen zu verbessern und respektieren Sie deren Arbeit und Zeit.
- Entwickeln Sie auf diese Weise gemeinsam ein gutes und funktionierendes Team-Zeitmanagement.

Zeit in den Griff zu bekommen, ist nicht nur ein persönliches Problem, sondern eine Frage der gegenseitigen Beeinflussung. Entweder wir helfen uns gegenseitig, oder wir behindern uns gegenseitig. Alle Teammitglieder sind sowohl Teil des Problems als auch der Lösung. Nehmen Sie sich genug Zeit, auf andere einen positiven Einfluss auszuüben. Behandeln Sie andere so, wie Sie selbst gern behandelt werden möchten. Die Ergebnisse sind verblüffend.

11.2 Tipps, Trends, Kernaussagen zu Zeitmanagement im Team

- Nur gemeinsam sind Sie stark. Egal wie gut Sie als Individuum sind, erst das Team gibt Rückhalt und sorgt dafür, dass alle gemeinsam leistungsstärker sind. Einzelkämpfer*innen scheitern irgendwann.
- Seien Sie Vorbild: Leben Sie gutes Zeitmanagement vor, damit andere es nachmachen können.
- Machen Sie deutlich, dass Sie Ihre Kolleg*innen und deren Zeit respektieren. Dazu kann auch gehören, technische Neuerungen einzuführen, die deutliche Zeitersparnis bringen.
- Fragen Sie, ob Ihr Zeitmanagement wirklich effektiv ist. Ändern Sie unter Umständen Ihr eigenes Verhalten. Seien Sie sparsam mit unnötigen Telefonanrufen, E-Mails oder Besuchen.
- Verschwenden Sie keine Zeit durch unklare Ansagen oder E-Mails. Wer erst nachfragen muss, was gemeint ist, vergeudet wertvolle Zeit.
- Pflegen Sie Ihre Beziehungen zu Kolleg*innen. Lernen Sie die anderen besser kennen. Reden und lachen Sie mit ihnen, teilen Sie ihre Sorgen und Probleme.
- Seien Sie pünktlich. Liefern Sie rechtzeitig ab, was Sie versprochen haben. Diskutieren Sie regelmäßig Ziele, Prioritäten und Pläne mit Vorgesetzten, Untergebenen und Teammitgliedern.
- Haben Sie es nicht zu eilig, wenn Sie anderen Anweisungen oder Aufträge geben. Nehmen Sie sich hier die Zeit, die es braucht, um alle »mitzunehmen«.
- Hören Sie zu. Erklären und verlangen Sie Dinge rechtzeitig. Und denken Sie daran: Gut vorbereitet zu sein, ist sinnvoll investierte Zeit.

12 Psychoedukation und Gesundheitsvorsorge – »Vieles ist logisch, noch mehr ist psychologisch«. Wie wir uns und unsere Psyche besser verstehen und schützen können

12.1 Belastung und Stress

Ein gutes Selbstmanagement bedeutet zum einen, die eigene Belastungssituation im Blick zu haben. Auf der anderen Seite bedeutet es aber auch, über das notwendige Wissen zu verfügen, was die Ursachen und Folgen möglicher mentaler Belastungen betrifft, um entsprechende Gegenmaßnahmen einleiten zu können bzw. proaktiv zu agieren.

Mit der systematischen und strukturierten Vermittlung von Fachwissen zu psychischen Erkrankungen beschäftigt sich die Psychoedukation. Es ist sinnvoll für Führungskräfte, auch hier über Grundkenntnisse zu verfügen, um Belastungssignale und andere Anzeichen von Überlastung oder seelischem Leidensdruck zu erkennen und sich grundsätzlich für die Thematik Stresserleben und mögliche Folgen zu sensibilisieren. Doch ebenso wichtig – und im Grunde die schönere Arbeit – ist die Möglichkeit, Strukturen und Prozesse so zu gestalten, dass Leid und Krankheit durch Arbeit proaktiv angegangen und vermieden werden können, bevor sie überhaupt erst eintreten. Einige Ansätze möchten wir dazu gerne hier im Rahmen der Gesundheitsvorsorge ebenfalls vorstellen.

12.1.1 Das persönliche Belastungsempfinden

Was für die einen eher Routine und leicht wegzustecken ist, kann andere Menschen an den Rand der Verzweiflung bringen. Um seine persönliche Grenze kennenzulernen, hilft, ähnlich wie im Umgang mit Patient*innen inzwischen fest etabliert, das Modell einer Schmerzskala. Damit können Belastungsempfinden und Stresserleben abgebildet und zunächst nur für sich selbst visualisiert werden. Belastung beschreibt dabei die auf das Individuum einwirkenden Faktoren, Belastungsempfinden bzw. Beanspruchung sind die Reaktionen des Individuums auf diese Belastungen.

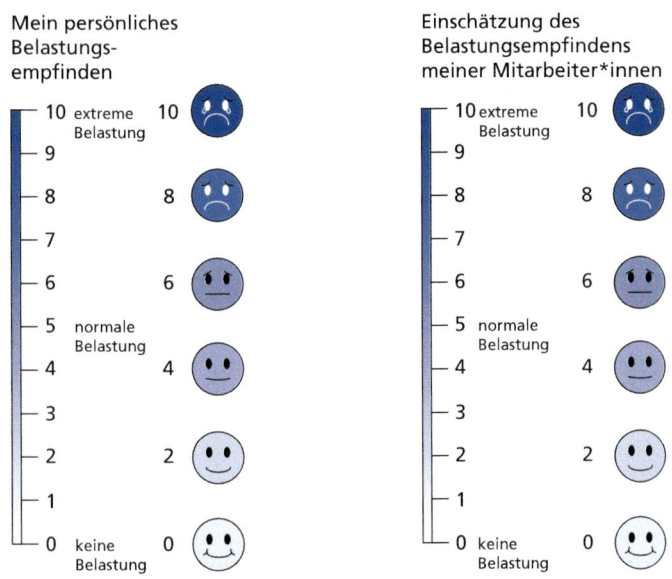

Abb. 7: Die Schmerzskala als Maßstab für Stresserleben

Hierbei schätzen Menschen ein, wie hoch nach ihrem individuellen Empfinden ihre Schmerzen sind. 1 ist der niedrigste, annähernd zu vernachlässigende Wert und 10 der höchste, kaum mehr auszuhaltende Schmerz. Analog dazu lässt sich genauso auch das eigene Stresserleben oder das der Mitarbeiter*innen visualisieren und reflektieren. Liegt die Beanspruchung im täglichen Arbeitsalltag im Schnitt bei 2 bis 3? Dieser Bereich ist in Ordnung. Bewegt sie sich durchschnittlich bei 7, 8 oder sogar höher? Dann besteht dringender

Handlungsbedarf. Dabei ist natürlich zu beachten, dass es immer Belastungsspitzen, sogenannte »Peaks« gibt, also Stunden oder auch Tage, die von allen alles fordern und als Ausreißer in der Beanspruchung weit über den Durchschnitt hinausgehen können.

Deshalb ist es wichtig, sowohl den Durchschnitt als auch Belastungsspitzen während einer Schicht oder über einen größeren Zeitraum hinweg im Blick zu haben. Ist die Beanspruchung dauerhaft zu hoch und wird die Skala quasi durch Spitzen noch gesprengt? Gibt es auch immer wieder Phasen der Entspannung? Wer immer nur Stress hat und nicht mehr nach links oder rechts schauen kann, riskiert seine Gesundheit. Burnout, Sucht und psychosomatische Beschwerden wie Schlaf- und Essstörungen können die Folgen sein. Das Gefühl von Kontrollverlust über die eigene Tätigkeit, mehr von anderen gestaltet zu werden als selber zu gestalten, in Zusammenhang mit einer immer größeren Arbeitsverdichtung, führt auf Dauer zu chronischem Stresserleben.

Menschen, die sehr ehrgeizig sind, können dabei leicht mit ihren eigenen Ansprüchen in Konflikt geraten. Das trifft verstärkt auf Pflegekräfte zu, die immer nur ihr Bestes geben wollen. Sie wollen ihre Arbeit am liebsten immer perfekt machen, sich für die Patient*innen aufopfern und tun sich sehr schwer, ihren eigenen Anspruch herunterzufahren, um selber langfristig keinen Schaden zu nehmen. Selbst wenn eine Station nicht voll besetzt ist, gehen sie beinahe schon »aus Prinzip« an ihre persönlichen Grenzen – bisweilen völlig unnötig.

> Pflegekraft Lotte gibt immer alles. Das ist ihr eigener Anspruch an sich selber. Die Routinen haben sich in ihrem Leben etabliert – dauerhaft über ihre persönlichen Belastungsgrenzen hinaus. Heute beispielsweise hat sie den festen Plan, einer Patientin, die sie schon lange begleitet, die Finger- und Fußnägel zu schneiden. Aus Erfahrung weiß sie, dass diese Tätigkeit mindestens eine halbe Stunde dauern wird. Zeit, die sie gerade heute eigentlich nicht hat! Sie ist verzweifelt, da sie das Gefühl hat, bei der Patientin im Wort zu stehen. Die Stationsleitung erkennt diesen Konflikt und unterstützt sie, indem sie Lotte bestärkt, sich an diesem Tag in der Pflege nur auf das Reinigen des »magischen Dreiecks« zu konzentrieren – und die Nagelpflege der nächsten Schicht zu über-

lassen. Ihrer Stationsleitung macht Schwester Lotte klar, dass sie dadurch zu keiner schlechteren Pflegekraft wird, sondern damit ihre eigenen Belastungsgrenzen achtet und ihren eigenen Stresslevel reduziert, damit sie auch in den nächsten Tagen, Wochen und Monaten gesund und tatkräftig für ihre Patient*innen da sein kann. Zuerst fürchtet Lotte, dass ihre nachfolgende Kollegin sie für faul oder schlecht organisiert hält. Erst nachdem ihre Stationsleitung sie wiederholt darin bestärkt hat, gibt sie nach. Das Resultat: Für die Patientin ist es völlig okay, denn ihr ist es am Ende egal, wer ihr die Nägel schneidet. Und Schwester Lotte hat ihren Stress deutlich reduziert, ohne dabei ein schlechtes Gefühl haben zu müssen.

12.1.2 Die Hauptursachen von Belastungen

Obwohl die allermeisten Pflegekräfte ihren Beruf gerne und aus Überzeugung gewählt haben, steigen Gefühle wie Stress und Überlastung deutlich. Die Gründe können sein:

- Rollenbedingter Stress: Der Glaube, um jeden Preis immer funktionieren zu müssen als Pflegekraft, Führungskraft, Kolleg*in, Partner*in, Mutter, Vater etc.
- Vermeintlich zu wenig Handlungs- und Entwicklungsspielraum.
- Zunehmende Bürokratie und sich ändernde Rahmenbedingungen, die Unsicherheit und Intransparenz erzeugen.
- Eine »zweite Front« zuhause in Form von Konflikt und/oder privater Krise.
- Stress durch zu hohe Arbeitsbelastung.
- Schwierige Patient*innen und Angehörige.
- Ein Betriebsklima, das durch eine Misstrauens- und Rechtfertigungskultur dominiert wird.
- Eine holprige Entwicklung der eigenen Karriere durch eine feindselige Abhängigkeit zu Vorgesetzten.
- Überwiegend angespannte Verhältnisse zu Vorgesetzten, Mitarbeitenden und Kolleg*innen.
- Mangelnde Wertschätzung.

12.1.3 Chronischer Stress

Es ist normal, im Berufsalltag und privat immer mal wieder Phasen zu erleben, die stressig sind und einem eine Menge der eigenen Ressourcen abverlangen. Stress bezeichnet durch spezifische äußere und innere Reize (Stressoren) hervorgerufene psychische und physische Reaktionen bei Lebewesen, die zur Bewältigung besonderer Anforderungen befähigen. Damit ist Stress in einem gewissen Maße vollkommen normal und sogar wichtig, um über einen begrenzten Zeitraum eine gewisse Leistung im Angesicht bestimmter Anforderungen zu erbringen. Folgt darauf eine Phase der Ruhe und Erholung, bleiben die meisten Menschen im Gleichgewicht. Leistungsverhalten kann unter diesen Umständen langfristig durchaus eine positive Entwicklung nehmen, man lernt aus der Erfahrung mit den akuten Stressoren, wächst an diesem Spannungsgefüge aus Ent- und Belastung und passt sich immer besser an, sodass es zu einer Leistungssteigerung kommt (▶ Abb. 8).

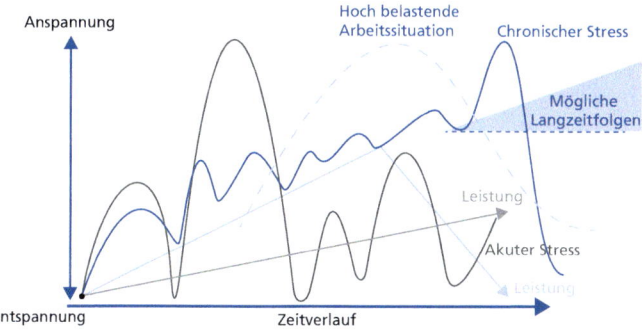

Abb. 8: Die Entstehung von chronischem Stress

Chronisch wird Stress dann, wenn die Anspannung durch anhaltende Stressoren zur Norm wird und das Körperempfinden keine Phasen der Ruhe, Entspannung und Entlastung mehr zulässt oder annehmen kann, wie beispielsweise bei einer hochbelastenden Arbeitssituation. Die Anpassungsreaktion darauf ist eine ständige Alarmbereitschaft des Körpers sowie eine ständige »Hab-Acht«-Stellung, die einhergeht mit einer anhaltenden Anspannung. Wird diese Anspannung langfristig die Norm des körperlichen und geistigen Zustandes, dann laugt dies den Betroffenen je nach individuellen Ressourcen und Verfassung über kurz oder lang aus, da der Körper alle Reserven aktiviert, um dieser anhaltenden Belastung standhalten zu können. Am Ende erfolgt dann im schlimmsten Fall ein vollständiger Zusammenbruch, da sich der Körper nicht mehr anders zu helfen weiß. Daraus können wiederum individuelle Langzeitfolgen und Erkrankungen resultieren.

Das Fatale hierbei ist, dass bei chronischem Stress das Leistungsverhalten unter anhaltender Belastung anfangs mit aufrechterhaltener Anspannung sogar stärker ansteigen kann als bei wechselnden Phasen der An- und Entspannung. Der Körper kompensiert die Belastung, indem er sich in ständige Alarmbereitschaft versetzt und Reserven mobilisiert, um die notwendigen Kräfte aufzubringen. Dadurch kann es passieren, dass die körperliche und psychische Beanspruchung durch ein höheres Leistungserleben und die dadurch erreichten Ziele und Erfolge (wobei Freude und Stolz empfunden wird) überstrahlt werden können, obwohl für diese Leistungssteigerung im Grunde ein Preis durch das Angreifen der körpereigenen Reserven gezahlt wird. Unbewusst wird so quasi Raubbau am eigenen Körper und der eigenen Gesundheit betrieben. Viel zu lange werden eventuelle Überlastungssignale nicht erkannt, selbst von den Betroffenen nicht, oder sind nicht so offensichtlich, bis es zum Zusammenbruch kommt.

Dennoch sind die Signale erkennbar, wenn man ihnen genauere Aufmerksamkeit schenkt: Fehler in der Administration, bei der Versorgung der Patient*innen, Unaufmerksamkeiten, ständige Gereiztheit und Dünnhäutigkeit oder ein zunehmender Verlust der Impulskontrolle. Der Zusammenbruch kommt dann oftmals für das Individuum überraschend, obwohl er sich im Grunde schon lange auf subtile Art und Weise angekündigt hat, wie das Vulnerabilitäts-Stressmodell zeigt.

12.1.4 Das Vulnerabilitäts-Stressmodell

Das Vulnerabilitäts-Stressmodell nach Hoyer und Wittchen (2011) ist ein verbreitetes Paradigma in der klinischen Psychologie, das das menschliche Verhalten und das Auftreten psychischer Störungen als Wechselwirkungen und Interaktionen zwischen unterschiedlichen biologischen, sozialen und psychologischen Faktoren darstellt.

Grundannahme des Modells ist es, dass niemand sich auf irgendeine Art und Weise davon frei machen kann, durch die gesundheitlichen Folgen einer anhaltenden Belastung über im Alltag liegende Stressoren irgendwann selbst an einer psychischen Störung zu erkranken, sei es an akuter Erschöpfung oder einer Depression. Jeder Mensch bringt dabei individuelle Voraussetzungen mit, die ihn/sie resilienter, also widerstandsfähiger, bzw. vulnerabler, also verletzbarer/verwundbarer, machen.

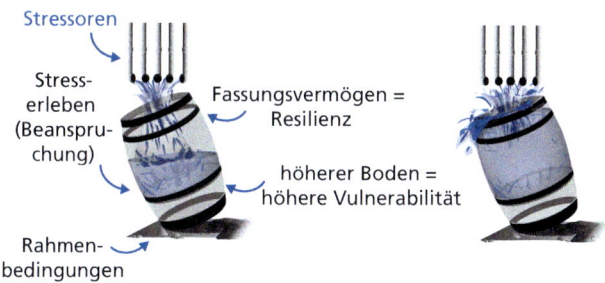

Abb. 9: Das Vulnerabilitäts-Stressmodell

Für eine besonders anschauliche Darstellung des Modells stellen wir uns ein Fass vor, das nach und nach mit Wasser gefüllt wird (▶ Abb. 9). Das Wasser steht dabei für das Stresserleben, also das Belastungsempfinden (Beanspruchung), und das Fassungsvermögen des Fasses für die individuelle Disposition eines Menschen, diesen Stress aushalten zu können. Denn läuft das Fass im übertragenen Sinne über, ist der/die Betroffene nicht mehr in der Lage, der Beanspruchung eigenständig Herr zu werden. Auftretende Symptome im Alltag kennzeichnen den Beginn einer psychischen Störung als Konsequenz dieser anhaltenden Überbeanspruchung.

Und bereits hier wird deutlich, dass Menschen mit ganz unterschiedlichem »Fassungsvermögen« ausgestattet sein können. Es gibt große Fässer, kleine Fässer, Fässer mit viel Raum und andere mit weniger, je nach genetischer Voraussetzung, Sozialisation, Erziehung oder Erfahrungen in der Kindheit und Jugend. Ein höherer Boden bedeutet eine höhere Vulnerabilität.

Das Wasser kommt dabei nicht von irgendwo her, sondern aus entsprechenden Hähnen, die die Quellen der Belastungen darstellen. Privater Stress, beruflicher Stress, soziale Belastungen: die Quellen sind vielfältig. Das Individuum selber kann sich durch eigene Gedanken und Fantasien stressen und so zum »Füllstand« des eigenen Fasses beitragen. Außerdem besteht immer die Frage, ob das individuelle Fass überhaupt auf festem Boden steht oder ob es – im übertragenen Sinne – durch äußere und/oder situative Umstände und Einflüsse im Umfeld vielleicht sogar gerade schiefsteht, was ein schnelleres Überlaufen genauso begünstigen kann wie beispielsweise plötzlich auftretende prekäre Lebensumstände. Auch eine Zunahme an Zuflüssen, beispielsweise im täglichen Arbeitsumfeld einer Pflegekraft, könnte das Fass schnell an den Rand des Fassungsvermögens und den Leidensdruck an den Rand des Ertragbaren hochschrauben.

Ohne eine entsprechende Anpassungsreaktion an diese belastende Situation bzw. Maßnahmen zur Entlastung, wäre es also nicht die Frage, ob jemand aufgrund anhaltender hoher Beanspruchung an einer psychischen Störung erkrankt, sondern nur noch, wann dieser Punkt erreicht ist. Wir werden zu diesem Modell später zurückkehren, um zu zeigen, was Betroffene, aber auch Führungskräfte tun können, um zumindest die Wahrscheinlichkeit zu reduzieren, dass das Fass irgendwann überläuft.

> Was können wir schon jetzt aus diesem Modell als Führungskraft lernen? Es wird deutlich: Auch in Bezug auf Belastungsempfinden und Stresserleben kann eine Führungskraft nicht alle Mitglieder des eigenen Teams über einen Kamm scheren. Jede*r im Team geht mit unterschiedlichen individuellen Voraussetzungen an Belas-

tungen heran, hat andere Stressoren, erlebt diese anders und geht auch unterschiedlich damit um. Und auch die Führungskraft kann ihr eigenes ggf. vorhandenes großes Reservoir für Stresserleben nicht einfach in ihrer Erwartungshaltung auf andere übertragen und voraussetzen, dass andere die gleiche Widerstandskraft an den Tag legen. Sie mag sich monieren, dass Pflegekraft XY schon wieder jammert, dass so viel zu tun sei. Aber Achtung: Werten Sie entsprechende Verhaltensweisen nicht als »übertrieben« oder »meckern« ab, sondern nehmen Sie diese Reaktionen ernst. Fakt ist: Jemand ist aus seiner/ihrer Sicht mit der aktuellen Situation überfordert/belastet und versucht, sich auf diese Weise Luft zu verschaffen. Wenn sich ein solches Benehmen häuft, sollte dies ein klares Zeichen für eine Führungskraft sein, dieses Verhalten und die damit einhergehende erlebte Belastung in einem Gespräch unter vier Augen zu thematisieren. Das kann manchmal auch heißen, Betroffenen »lebenskundlichen Unterricht« zu geben und die Fakten zu spiegeln, wenn beispielsweise Schichtbesetzung und zu versorgende Patient*innen in einem angemessenen Rahmen stehen. Gleichzeitig ist es wichtig, gemeinsam zu erarbeiten, wo die Pflegekraft zusätzlich Kraft, Zeit und Energie verliert, sich ggf. selbst das Arbeiten schwer macht und wie die Führungskraft sie dabei einer Lösungsfindung unterstützen kann.

12.2 Psychische Erkrankungen – tabuisiert, verleugnet, verdrängt und doch präsent

Psychische Erkrankungen können von mehreren Seiten begutachtet und wahrgenommen werden: Betroffene selbst spüren natürlich irgendwann deutlich, dass sie mehr und mehr an ihre Grenzen kommen – selbst wenn sie es oft über Monate und Jahre leugnen, verdrängen oder versuchen, je nach eigenen Möglichkeiten Einbußen zu kompensieren und die Situation irgendwie mit sich selbst auszumachen. Führungskräfte sollten stets einen Blick für entsprechende Signale haben und erkennen, wie und ob sich ihre Mitarbeitenden verändern. Es gehört zur Verantwortung und Verpflichtung einer Führungskraft im Rahmen der Fürsorgepflicht, auf die seelische Gesundheit ihres Teams zu achten und zu beobachten, inwiefern die Leistung dadurch beeinträchtigt wird. Wenn von außen festgestellt wird, dass jemand offensichtlich an seine persönlichen Grenzen gerät, ist es an der Führungskraft, diese Person in einer ruhigen Minute unter vier Augen anzusprechen und Hilfe anzubieten. Das Geheimnis liegt darin, so früh wie möglich die Anzeichen zu erkennen und Stolperfallen zu eliminieren. Burnout und Depressionen sind schwere psychische Erkrankungen mit massiven Auswirkungen für das private und berufliche Leben. Sie müssen ernst genommen werden, auch im Interesse eines Arbeitgebers abseits der Fürsorgepflicht. Denn entsprechende Erkrankungen bedeuten immer auch Einbußen auf die Leistungsfähigkeit bis hin zum möglichen Totalausfall eines Teammitglieds im Falle einer langen Krankschreibung.

Leider werden psychische Leiden auch heute immer noch in weiten Teilen der Bevölkerung tabuisiert. Seelischen Erkrankungen fehlt die Anerkennung, die körperliche Beschwerden haben. Ein gebrochenes Bein ist für jeden sichtbar, eine Last auf der Seele nicht. Dabei ist psychisches Leiden bildlich gesprochen nichts anderes als eine Verwundung – eben an der Seele und nicht am Körper. Eine verwundete Seele hat das gleiche Gewicht wie ein verwundeter Körper und muss genauso versorgt und betreut werden. Da diese Wunden nicht sofort ins Auge springen, erscheinen sie für viele erratisch, also schwer greifbar und unberechenbar – insbesondere, wenn Betroffene im Alltag immer noch irgendwie einen stabilen Eindruck machen und »gar nicht krank ausschauen«. Gerade deshalb müssen Führungskräfte besonders geschult werden, solche Signale zu sehen, zu erkennen und entsprechend ernst zu nehmen. Dies beginnt bereits mit einer entsprechenden verantwortungsvollen Haltung aus dem Führungsprinzip der Fürsorgepflicht heraus, auch gegenüber psychischen Erkrankungen. Denn: Diese Erkrankungen sind seit Jahren auf dem Vormarsch und immer mehr verantwortlich für Arbeitsunfähigkeit und Erwerbsminderungsrente – und das nicht ernst seit der Corona-Pandemie.

Im Folgenden wird eine Reihe von psychischen Erkrankungen geschildert, deren Ursachen keinesfalls immer in einem »Zu viel« an chronischem Stress liegen müssen. Doch das Wissen und die Aufklärung erleichtern das Ergreifen entsprechender Maßnahmen zur Prävention, Verhalten bei einem akuten Fall sowie Maßnahmen zur Rehabilitation und Wiedereingliederung.

12.3 Burnout

12.3.1 Burnout – Was ist das eigentlich?

> »Wer immer arbeitet wie ein Pferd, fleißig ist wie eine Biene, abends müde ist wie ein Hund, der sollte zum Tierarzt gehen, denn er könnte ein Kamel sein.« (Volksmund, Autor unbekannt)

Burnout kann grundsätzlich jeden treffen. Besonders gefährdet zeigen sich aber vor allem Berufe oder Rollen, die nicht nur technische Hilfe, sondern auch emotionale Zuwendung (Versorgen, Beraten, Anleiten, Heilen, Schützen) verlangen, die bei Ausbleiben von Gegenseitigkeit nicht versiegen darf. In diesem Fall kann vom klassischen »Helfersyndrom« gesprochen werden, der sich zum Beispiel in Pflegeberufen widerspiegelt. Dies zeigt auch die Statistik: Laut wissenschaftlichem Institut der AOK (WidO) stieg 2021 der Anteil psychischer Erkrankungen in Zusammenhang mit Burnout bei Pflegekräften seit 2012 um 15 %, wodurch Pflegekräfte in Deutschland damit doppelt so häufig betroffen sind wie Menschen in anderen Berufen. Erkrankungen im Zusammenhang mit der Diagnose Burnout verursachten bei Pflegekräften 2021 im Durchschnitt 28,2 Arbeitsunfähigkeitstage je 100 AOK-Mitglieder im Vergleich zu anderen Berufen mit 14,2 Tagen. Zwar erhöhe sich das Risiko mit steigendem Alter, sei aber selbst bei unter Dreißigjährigen bereits vergleichsweise hoch (AOK-Bundesverband 2022).

Laut WidO, deren Studie 2022 die Arbeitsunfähigkeitsdaten von 682.000 versicherten Beschäftigten in Pflegeberufen auswertete, stieg

2021 die Anzahl der Fehltage aufgrund psychischer Erkrankungen in der Pflege, Burnout inbegriffen, im Schnitt auf 6,2 Tage je AOK-Mitglied an und lag damit erneut weit über dem Durchschnitt aller Berufe mit 3,4 Tagen. Die Anzahl der Ausfalltage je AOK-Mitglied in der Pflege lag 2021 mit 26,2 Tagen im Durchschnitt um ein Drittel höher als bei allen anderen AOK-Versicherten mit 19,7 Tagen (AOK-Bundesverband 2022). Ein bedrückender neuer Höchststand.

Leider neigen manchmal gerade engagierte, aktive und auch ältere Führungskräfte noch dazu, Burnout mit einer Handbewegung abzutun und es lediglich als »Modeerscheinung« zu betrachten. Dabei handelt es sich bei Burnout nach der Internationalen statistischen Klassifikation der Krankheiten und verwandter Gesundheitsprobleme, kurz ICD, eine unter Z73 klassifizierte Diagnose mit »Probleme[n] mit Bezug auf Schwierigkeiten bei der Lebensbewältigung«, *inklusive »Ausgebranntsein[s] (Burn-out)«* [Hervorhebung durch die Autoren] (Bundesinstitut für Arzneimittel und Medizinprodukte 2022a). Damit läuft Burnout unter den Zusatzdiagnosen, auf deren Basis jemand arbeitsunfähig geschrieben werden kann. Häufig wird diese Zusatzdiagnose für einen Therapiebeginn in Kombination mit einer Depression gestellt, mit der bisweilen auch Überschneidungen gesehen werden. Ob Burnout als eine eigenständige Erkrankung betrachtet, als eine Vorstufe einer Depression oder selbst Teil einer Depression und im Grunde synonym verwendet werden kann, ist Teil wissenschaftlicher Diskussionen.

Tatsache aber ist: Burnout ist keine Einbildung. Gerade Menschen, die sich darüber lustig machen oder den Begriff noch immer eher ins Lächerliche ziehen oder ironisch betrachten (»mein Haus, mein Auto, mein Burnout«), könnten Gefahr laufen, die eigene Belastungssituation und Gesundheit nicht ausreichend im Blick zu haben. Burnout ist deshalb besonders tragisch, da es ein schleichender Prozess ist und erst dann sichtbar wird, wenn es meist fast schon zu spät ist.

Eine sehr umfassende Definition liefern Schaufeli und Enzmann schon 1998:

> »Burnout ist ein dauerhafter, negativer, arbeitsbezogener Seelenzustand ›normaler‹ Individuen. Er ist in erster Linie von Erschöpfung gekennzeichnet, begleitet von Unruhe und Anspannung (distress), einem Gefühl

verringerter Effektivität, gesunkener Motivation und der Entwicklung dysfunktionaler Einstellungen und Verhaltensweisen bei der Arbeit. Diese psychische Verfassung entwickelt sich nach und nach, kann dem betroffenen Menschen aber lange unbemerkt bleiben. Sie resultiert aus einer Fehlanpassung von Intentionen und Berufsrealität. Burnout erhält sich wegen ungünstiger Bewältigungsstrategien, die mit dem Syndrom zusammenhängen, oft selbst aufrecht« (Schaufeli & Enzmann 1998, S. 15).

Burnout, wörtlich übersetzt mit »Ausbrennen«, trifft vor allem Menschen, die auch mal für ihre Arbeit »gebrannt« haben, die motiviert, fleißig und engagiert jeden Tag einen Berg von Problemen gelöst, Kolleg*innen geführt, innovativ gedacht und kreativ gehandelt haben. Anfällig sind deshalb oft gerade die Menschen, die viel arbeiten und leisten wollen, einen hohen Anspruch und keine natürliche Bremse ihr Eigen nennen und die einfach nicht erkennen wollen, wann genug auch wirklich genug ist. Menschen, bei denen die »Kerze von zwei Seiten brennt«, sind besonders gefährdet. Burnout ist, daran anknüpfend, als ein chronisches Erschöpfungssyndrom durch eine Abwärtsspirale der Leistungsfähigkeit und der Motivation (Maslach & Leiter 2001) gekennzeichnet.

12.3.2 Phasen des Burnouts

»Ein Mensch sagt – und ist stolz darauf – er geh in seinen Pflichten auf. Bald aber, nicht mehr ganz so munter, geht er in seinen Pflichten unter.« (Eugen Roth, Dichter)

Dass Burnout unter den Zusatzdiagnosen geführt wird, lässt sich auch darin begründen, dass die Symptome des Burnouts bisher kaum vereinheitlicht worden sind, wie es international beispielsweise bei Depressionen der Fall ist. Die Vielschichtigkeit der Symptome ist so groß und breit, dass man sich bei der Zusatzdiagnose auf den Arbeitskontext und dortige Ursachen bezieht. Burnout folgt dabei nicht immer dem typischen Krankheitsverlauf, sondern zeigt auch von Person zu Person unterschiedliche Symptome. Allerdings wird der Verlauf oft in eine unterschiedliche Anzahl von Stadien/Phasen gegliedert, die sich durch ihre wiedererkennbaren Muster auch verfolgen lassen (siehe u. a. Burisch 2006). Dementsprechend kann jeder Burnout-Fall als einzigartig angesehen werden. Eine Tatsache, die für psychologische Leiden auch nicht ganz untypisch ist, vor allem, wenn es an die Ursachen des Syndroms in einer Therapie geht.

Die Phasen und der Burnout-Verlauf sind subtil und kündigen sich in kleinen Auffälligkeiten an: blinder Aktionismus, Sarkasmus, Stimmungsschwankungen, Intoleranz, Misstrauen, übertriebener Willenseinsatz und auch das chronische Abwerten der angeblich schlechteren Leistungen anderer können Anzeichen dafür sein, die gesunde Distanz zur Arbeit zu verlieren, also sich schleichend auf dem Weg in ein Burnout zu befinden. Achtung: Es kann, nicht muss. Dennoch gilt es, bei sich selbst und anderen wachsam zu bleiben.

Ein deutliches Signal für Burnout kann auch die individuelle Sicht auf die Arbeit sein: Wer die Arbeitstage symbolisch nur noch in Grautönen sieht und ausschließlich das Wochenende, die Freizeit oder den Urlaub als »Farbfilm« wahrnimmt, begünstigt durch diese Einstellungen ggf. einen Burnout-Prozess. Denn die Arbeit ist meist ein großer zeitlicher Anteil des Lebens, der unseren Tagesablauf oft für zehn Stunden und mehr bestimmt, und sollte grundsätzlich mit einer positiven Einstellung belegt sein. Ist dies längerfristig nicht der Fall und zieht man keine positiven Erlebnisse und Erfolge aus der eigenen Arbeit, dann sollte vielleicht darüber nachgedacht werden, ob andere Arbeitgeber nicht auch attraktivere Angebote machen können, in denen man sich verwirklichen kann.

Phase 1 – Reizbarkeit und erhöhte Aktivität

- Erhöhter Willenseinsatz
- Aktionismus
- Sarkasmus, Zynismus
- Ersatzbefriedigung: Frustkäufe, exzessives Feiern am Wochenende
- Vermindertes Selbstwertgefühl
- Stimmungsschwankungen, Gereiztheit, Dünnhäutigkeit
- Intoleranz
- Misstrauen
- Zweckpessimismus (Enttäuschungsprophylaxe: »Ich habe sowieso gewusst, dass das nicht klappt.«)
- Zeitdruck

Phase 2 – Flucht und Rückzug

- Rückzug zum Schutz vor weiteren (Mini-)Enttäuschungen
- Distanz zu Patient*innen
- Familien- und Partnerprobleme
- Überforderungsgefühle
- Gefühl, ausgebeutet zu werden
- Desillusionierung, Gleichgültigkeit
- Innere Leere, Fatalismus (»Das wird eh alles den Bach runtergehen.«)
- Zukunftsängste
- Abfall der Leistungsfähigkeit
- Aufblühen im Urlaub
- Depressive Episoden
- Schuld- und Versagensgefühle

Phase 3 – Isolation und Passivität

- Hilflosigkeit (Regression)
- Leiden wird nun auch deutlich von anderen wahrgenommen
- Gefühl des Gelähmtseins
- Allgemeines Desinteresse
- Manifeste Sucht
- Suizid(-Gedanken)
- Keine Hobbys mehr
- Einsamkeit
- Existenzielle Verzweiflung
- Gefühl der Sinnlosigkeit
- Verflachen der eigenen Emotionen
- Hoffnungslosigkeit

12.3.3 Ursachen von Burnout

Möglich Ursachen für Burnout sind zahlreich: Je nach führenden Wissenschaftler*innen werden verfehlte Lebenspläne, enttäuschte Rollenerwartungen oder anhaltender Stress und Selbstverbrennung von Ressourcen in den Mittelpunkt gerückt, um eine allgemeine

Ursache als Auslöser zu finden. Für das einzelne Individuum kann der Fall aber ganz anders aussehen. Das heißt, dass Burnout individuell durch alles ausgelöst werden kann, das dem Einzelnen »gegen den Strich geht«, und trotz aller Bemühungen nicht abgestellt werden kann. Der Burnout-Experte Matthias Burisch (2006) fokussiert sich dabei auf vier allgemein gefasste, auf ein Individuum bezogene verhaltensorientierte, kognitive und emotionale Aspekte, die ein Burnout bedingen können:

1. Anhaltende Einbußen subjektiver Autonomie (erlebte Handlungs- und Entscheidungsmacht)
2. Die vorrangige Bindung des Selbstwerts an arbeitsbezogene Anreize (z. B. Rollenbilder)
3. Gestörte oder kritische Handlungsepisoden (eine Zäsur wie durch einen schweren Fehler)
4. Unzureichende, misslungene oder gar schädliche Bewältigungsstrategien

Natürlich kann es weitere individuelle Faktoren geben. Was bedeuten diese einzelnen Punkte?

Zu 1. – Anhaltende Einbußen subjektiver Autonomie

Interessant ist zu beobachten, warum beispielsweise Lehrer*innen auch von Burnout betroffen sind, obwohl sie im Verhältnis zu anderen Berufsgruppen eher feste Strukturen, ständige Wiederholungen des Lernpensums und regelmäßige Ferien haben. Sogar Arbeitslose kann Burnout treffen. Die Gründe liegen also immer auch am subjektiven Empfinden, inwieweit jemand in der Lage ist, sein Umfeld zu beeinflussen. Der Gestaltungsspielraum erscheint winzig, aber die Verantwortung, die jemand im eigenen Beruf empfindet, kann sehr hoch sein. Die eigene Wirksamkeit, das eigene Spielfeld, wird subjektiv als eingeschränkt wahrgenommen. Dieses Missverhältnis zwischen einer hohen selbstempfundenen Verantwortung und diesem eingeschränkten Gestaltungsspielraum kann hochengagierte Menschen zerreißen. Auch Pflegekräfte fühlen sich bisweilen ihren Arbeitsumständen ausgeliefert, fühlen eine gewaltige Verantwortung gegenüber ihren Patient*innen als Last auf ihren Schultern und haben das Gefühl, selbstständig nichts oder nur wenig ändern bzw. beeinflussen zu können. Einige reiben sich an diesem Zustand auf. Wer viel will, aber (scheinbar) wenig darf, kann darüber krank werden.

Die subjektive Autonomie wird durch chronischen Stress beeinträchtigt, da der Gestaltungsspielraum des Individuums hier durch Verlust, Bedrohung oder Herausforderung anhaltend eingeschränkt wird. Daraus kann wiederum ein Gefühl subjektiver Hilflosigkeit entstehen. Kann dieser Stress nicht erfolgreich bewältigt werden, entsteht wiederum Stress, der aus dem Erlebnis tatsächlicher Hilflosigkeit resultiert. Ein Teufelskreis beginnt.

Zu 2. – Die vorrangige Bindung des Selbstwerts an arbeitsbezogene Anreize

Der zweite Punkt bezieht sich auf unsere innere Repräsentation unserer Umwelt, die wir zur Steuerung unserer Handlungen verwenden. Unser Leben, unser Träumen und unser problemorientiertes Denken kreist ständig um Anreize (Ziele), denen wir bestimmte Bedeutung zuweisen. In diesem inneren Modell sind Anreize, das Selbstbild und damit zu erwartende Gefühlsreaktionen miteinander verknüpft. Um das eigene Selbstbild zu bestätigen, wird also versucht, bestimmte Ziele zu erreichen und eine positive Gefühlsbilanz daraus zu ziehen. Man möchte sich durch sein Handeln selbst auch bestätigen. Zum Beispiel: »Ich möchte immer als fürsorgliche und aufopferungsvolle Pflegekraft gesehen werden.« Um dieses Bild zu bestätigen, werden nun bestimmte Handlungen auf der Arbeit vollzogen. Das Problem dabei: Entsprechende Rollenerwartungen können auch verzerrt und unrealistisch sein. Es ist nämlich durchaus auch möglich, einen negativen, also schädlichen, Anreiz zu verfolgen, wenn man sich davon eine Selbstwerterhöhung verspricht, oder um jeden Preis das Selbstbild aufrechterhalten will, um vor sich selbst bestehen zu können. Denken wir das obige Beispiel weiter: Niemand kann immer und zu jeder Zeit fürsorglich für andere sein. Denn eine entscheidende Frage ist stets: Was tut man sich selbst dann noch Gutes? Und: Wer sich immer für alles aufopfert und dafür alles aus sich herausholt, könnte irgendwann auch nur noch eine leere Hülle sein.

Wird nun ein zentraler Anreiz, über den ein großer Teil des eigenen Selbstwerts definiert wird, verfehlt, weil es im Alltag eine Situation gab, in der man der Rolle als aufopferungsvolle, fürsorgliche Pflegekraft nicht gerecht werden konnte, tritt Frustration auf. Scheint diese unauflösbar, wird das nicht erreichte Ziel, dieser Rolle gerecht werden zu wollen, aus persönlicher Sicht nur noch wertvoller. Das trifft besonders Menschen mit einem hohen Anspruch an sich selbst. Gleichzeitig steigt die Angst vor erneuten Fehlschlägen, sodass eine Diskrepanz entsteht zwischen dem eigentlichen Selbstbild und der Rolle, der man so sehr gerecht werden möchte. Man wird empfindlicher für negative Reize, die diesen Anreiz betreffen, und bewertet diesen Bereich pessimistischer. Bleibt die Frustration bestehen oder wiederholt sich bei zeitgleicher Unfähigkeit, sie zu verarbeiten oder durch andere Anreize zu ersetzen, verarmt die übrige innere Anreizlandschaft zunehmend. Es bleibt die Fixierung auf ein Ziel, das trotz aller Mühe nicht zu bewältigen scheint. Denn je mehr Fehler man macht bzw. je weniger selbstwirksam man sich empfindet, desto deprimierter wird man – und umgekehrt.

Zu 3. – Gestörte oder kritische Handlungsepisoden

Der dritte Punkt »Gestörte oder gar kritische Handlungsepisoden« bezeichnet konkrete Situationen, bei denen ein Ziel oder Anreiz angestrebt wird, aber auf Basis äußerer Faktoren die Zielerreichung gestört, verhindert, erschwert wird, positive Bestätigung für die Erreichung ausbleibt oder sich negative Nebenwirkungen einstellen, die den wahrgenommenen Handlungsspielraum einschränken. In der Praxis könnte das bedeuten, dass eine Pflegekraft ihre Rolle nicht vollumfänglich ausfüllen kann, weil ihr Handlungsspielraum ständig torpediert und durch äußere Faktoren eingeschränkt wird. Ständiges Einspringen, anhaltender Baulärm, ein nicht zu bewältigendes Arbeitspensum und Verdichtung, schlechte Stimmung im Team und ein Konflikt mit dem*der Partner*in zu Hause, ständig Kritik, aber nie Lob von der Stationsleitung, mangelnde Konzentration durch Schlafstörungen – das alles kann einzeln und summiert jemanden im wahrsten Sinne des Wortes ausbrennen lassen. Des Weiteren können die sogenannten kritischen Handlungssituationen Burnout-Auslöser sein. Diese sind in ihrem Ausgang nicht vorhersehbar, überfordern den*die Betroffene*n aufgrund von Zeitdruck und/oder widrigen äußeren Umständen und sind meist Bewährungsproben ohne Erholungsphasen oder sogar traumatische (Beinahe-)Katastrophen (▶ Kap. 12.6).

Zu 4. – Unzureichende, misslungene oder gar schädliche Bewältigungsstrategien

Punkt Nummer vier bezieht sich auf den Umgang eines Menschen mit stressbehafteten und belastenden Phasen und Ereignissen sowie deren Verarbeitung. Im Allgemeinen besteht der Mensch viele große und kleine Krisen und wächst sogar an ihnen. Er verwendet dafür bewusst wie unbewusst zahlreiche Bewältigungsstrategien, um mit solchen Situationen fertig zu werden. Ob Sport, offene Gespräche mit Freund*innen oder Partner*innen, Gespräche mit dem*der Betriebspsycholog*in im Rahmen der psychosozialen Begleitung oder auch das aktive Angehen von Missständen können Strategien der Bewältigung sein. Welche Strategien bevorzugt werden, ist im jeweiligen Betroffenen verankert, es gibt Vorlieben, Abneigungen, aber auch Unterschiede in der Wirksamkeit und der möglichen negativen Nebenwirkungen mancher Strategien. Denn: Auch Alkohol oder Medikamente können ein Versuch sein, belastende Erlebnisse erträglich zu machen oder körperliche Symptome zu unterdrücken. Manche Pflegekräfte neigen bisweilen dazu, das bewusste aktive Coping (eine Bewältigungsstrategie zur Aufrechterhaltung eines inneren und äußeren Gleichgewichts) zurückzufahren. Gründe gibt es viele: zu viel Aufwand unter Zeitdruck oder subjektiv keine Zeit für aktive Erholungsphasen, verbunden mit einer Fixierung auf das Ziel »einfach nur überleben zu wollen«. Der rasche Verlust an wahrgenommenem Spielraum bleibt so unkompensiert und sammelt sich an. Im Glauben daran, die Situation irgendwann durchgestanden zu haben, werden der Stress und die Auswirkungen ignoriert und die Achtsamkeit für die Signale des Körpers weiter heruntergefahren.

Betroffene von Burnout zeichnen sich außerdem besonders durch ein eingeschränktes Coping-Strategierepertoire und durch Inflexibilität beim Wechsel dieser Strategien aus. Viele Menschen befürchten in dieser Situation, anderen zur Last zu fallen oder sehen bestimmte Bewältigungsstrategien kritisch, wie z.B. der Gang zum*zur Psycholog*in. Das Aufarbeiten von Krisen oder Misserfolgen nach einer missglückten Handlungsepisode wird häufig nicht in Angriff genommen, um die sowieso schon geringe Freizeit nicht noch weiter einzuschränken, obwohl der Körper dadurch erst mit Ruhelosigkeit oder Schlafstörungen reagiert. Auch beim extremen Klammern an ein Ziel/Anreiz werden Misserfolge ausgeblendet und bleiben unverarbeitet. Betroffene scheinen aufgrund starker Zielfixierung unfähig zu erkennen, wann sie auf verlorenem Posten kämpfen und ergeben sich lieber der Resignation. Die (falsche) Angst, man könne eine Lebenslüge offenbaren, dass alles bisher Getane falsch gewesen sein könnte, zwingt Betroffene häufig zum stillen Weitermachen und Ertragen des Unerträglichen – bis ein Ausstieg nach langem Leiden nur noch mit großen Kosten und radikalen Brüchen mit dem bisherigen Handeln möglich ist. Wenn überhaupt.

> An der Komplexität der Ursachen, die hier allein nur die Zusatzdiagnose Burnout betreffen, zeigen sich zum einen die möglichen Überschneidungen zur Depression, zum anderen, wie komplex die Aufarbeitung einer psychischen Erkrankung auf therapeutischem Weg sein kann.

Auch eine Führungskraft sollte sich immer wieder ihre eigene Belastungssituation und ihre Beanspruchung vor Augen führen. Denn auch hier agiert sie im besten Fall als Vorbild für ihr Team. Erleben Mitarbeitende, dass Vorgesetzte sich selbst ständig in Projekten und Gremien aufreiben, sich keine Pausen gönnen und Überstunden schieben, da Arbeit ihr einziger Lebensinhalt zu sein scheint, bekommen sie im Grunde gespiegelt, dass ein solches Verhalten für den Job den Normalzustand darstellt. Das wiederum kann dazu führen, dass sie ihr eigenes Belastungsempfinden unkritisch in Kauf nehmen. Auch kritische Auseinandersetzung mit Arbeitsbelastung muss vorgelebt werden.

Dafür kann es schon hilfreich sein, sich proaktiv, aber auch in konkreten Phasen hoher Belastung mit den vier dargestellten möglichen Ursachen für einen Burnout, bezogen auf die eigene Arbeitssituation, auseinanderzusetzen und sich diesen über Fragen zur Reflexion zu nähern:

- Wie erlebe ich momentan meinen Handlungs- und Entscheidungsspielraum? An welchen Punkten fühle ich mich aktuell eingeschränkt, beschnitten, im Glauben, nicht gestalten zu können, wie ich möchte? Was kann ich direkt beeinflussen, was indirekt? Was liegt auch außerhalb meines Einflussbereichs? Was habe ich bereits probiert, was noch nicht?
- Welchen Stellenwert gebe ich meiner Arbeit momentan in meinem Leben? Was ziehe ich für mich aus meiner Arbeit? Woher bekomme ich Bestätigung? Wo löst Arbeit bei mir positive/negative Gefühle aus? Was ist daran förderlich, was hinderlich? Welche Anreize verfolge ich abseits der Arbeit noch, aus denen ich Kraft und Energie schöpfe? Wo tanke ich auf? Angenommen, ich müsste ab morgen nicht mehr arbeiten, was würde ich dann tun?
- Wie ist meine derzeitige Arbeitssituation? Welche Ereignisse und Episoden haben in den letzten Wochen/Monaten mein Arbeitserlebnis geprägt und wie? Was haben diese Erlebnisse in mir ausgelöst? Was sind Themen, an denen ich noch zu knabbern habe? Was gelingt mir aktuell, was nicht? Woran liegt das? Wo verliere ich Kraft, Zeit und Energie? Wo mache ich mir das Arbeiten schwer? Wie kann ich das verändern?
- Wie bin ich in den letzten Wochen mit Stress und Erschöpfung umgegangen? Wann und welche Belastungssignale habe ich an mir wahrgenommen? Wie gehe ich damit um? Was habe ich getan, um angestaute Gefühle abzubauen? Was habe ich aber auch nicht (mehr) getan? Wo reagiere ich mich ab? Mit wem habe ich über die Dinge gesprochen, die mich erfreuen oder belasten? Was hat mir dabei in den letzten Wochen nicht gutgetan? Worauf sollte ich mehr Achtsamkeit und Fokus legen? Was könnte ich mal ausprobieren? Woher bekomme ich im Fall der Fälle professionelle Hilfe?

> Über diese Themen kann man sich übrigens auch ausgezeichnet innerhalb einer Teamsupervision oder in einem gemeinsamen Team-Meeting austauschen. Es ist ein Zeichen großen Vertrauens und einer gesunden Team-Hygiene, wenn offen über diese Themen gesprochen werden kann. Denn auch wenn eine psychische Erkrankung ein persönliches und individuelles Problem ist, geht die gemeinsame Prävention alle etwas an.

12.4 Depressionen

Depressionen fallen in den Bereich der affektiven Störungen, »deren Hauptsymptome in einer Veränderung der Stimmung oder der Affektivität entweder zur Depression – mit oder ohne begleitende(r) Angst – oder zur gehobenen Stimmung bestehen« (Bundesinstitut für Arzneimittel und Medizinprodukte 2022b) und lassen sich selbst genaugenommen nur als Sammelbegriff mit zahlreichen unterschiedlichen Ausprägungen, Schweregraden und Subtypen klassifizieren (Bundesinstitut für Arzneimittel und Medizinprodukte 2022b). Anders als Burnout ist eine Depression mit ihrem Symptombild nach internationalen medizinischen Standards klar und eindeutig definiert und kann kontextfrei, also unabhängig von der Arbeit, nach klaren klinischen und psychologischen Kriterien diagnostiziert und von anderen Erkrankungen oder auch nur »Stimmungsschwankungen« oder »schwerer Trauer nach einem Schicksalsschlag« abgegrenzt werden. Sie besitzt als Diagnose einen eigenständigen Krankheitswert, der eine Therapie notwendig macht. Es ist nicht unüblich, dass depressive Symptome auch als Folgesymptomatik anderer psychischer Erkrankungen auftreten bzw. sogar signifikant erhöht werden durch andere psychische und somatische Erkrankungen wie Angststörungen, Schmerzstörungen und Suchterkrankungen (Stichwort: Komorbidität, siehe Wittchen et al. 2010).

Was Menschen mit depressiven Störungen verbindet, ist das Leiden unter gedrückter Stimmung, vermindertem Antrieb sowie reduzierter Aktivität. Auch die Konzentration, das allgemeine Interesse und die Fähigkeit zur Freude sind eingeschränkt bzw. in Gänze verschwunden. Schlafstörungen und Appetitverlust sind genauso möglich wie ausgeprägte Müdigkeit nach bereits kleinsten Anstrengungen. Selbstwertgefühl und Selbstvertrauen sind beeinträchtigt, Schuldgefühle oder Gedanken über eigene Wertlosigkeit dominieren die eigene Gedankenwelt. Die gedrückte Stimmung verändert sich von Tag zu Tag wenig, reagiert nicht auf Lebensumstände und kann von »somatischen« Symptomen begleitet werden, wie Kopfschmerzen, Herzrasen, Verdauungsstörungen, deutliche psychomotorische Hemmung, Agitiertheit und Libidoverlust, für die es keine organische Ursache gibt. Bei Hausärzt*innen werden bisweilen vor allem diese Symptome geschildert und der Blick auf die psychischen Symptome oder Beschwerden wird unzureichend oder gar nicht in den Blick genommen.

Die Stiftung Deutsche Depressionshilfe und Suizidprävention (o. J.) hat dazu zentrale Haupt- und Nebensymptome ermittelt, deren kombiniertes Auftreten einen entscheidenden Hinweis auf eine depressive Episode geben können. Entscheidend ist dabei vor allem die zeitliche andauernde Komponente der Symptome über einen Zeitraum von mindestens zwei Wochen, die berücksichtigt werden sollten (▶ Abb. 10).

Das Bundesministerium für Gesundheit (2022) definiert depressive Störungen selbst als »Volkskrankheit« und zählt sie »zu den häufigsten und hinsichtlich ihrer Schwere am meisten unterschätzten Erkrankungen. Schätzungsweise 16 bis 20 von 100 Menschen erkranken irgendwann in ihrem Leben mindestens einmal an einer Depression oder einer chronisch depressiven Verstimmung (Dysthymie). Frauen sind häufiger betroffen als Männer, ältere Menschen öfter als junge.« Dabei ist die Behandlung bei frühzeitiger Erkennung durch ein breites Spektrum an Behandlungsformen und unterstützenden Maßnahmen gut möglich, sofern entsprechende Anlaufstellen genutzt werden. Ein erster Schritt dazu kann der Weg in eine psychotherapeutische Sprechstunde sein, die Therapeut*innen in Deutschland zu bestimmten Zeiten anbieten (siehe auch Empfehlungen des Bundespsychotherapeutenkammer https://www.wege-zur-psychotherapie.org, Zugriff am 25.08.2023). In diesen bis zu sechs

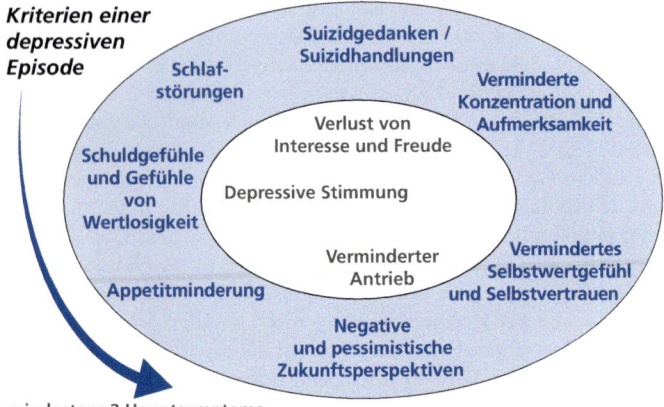

mindestens 2 Hauptsymptome
mindestens 2 Zusatzsymptome
über mehr als 2 Wochen können ein Hinweis auf eine depressive Episode sein.

Abb. 10: Haupt- und Nebenkriterien einer Depression (vgl. Stiftung Deutsche Depressionshilfe und Suizidprävention o.J.)

Sitzungen á 25 Minuten, manchmal auch zu größeren Sitzungen zusammengefasst, können u.a. die Fragen gestellt werden:

- Wie sind meine psychischen Beschwerden einzuschätzen?
- Was kann ich selbst tun, damit es mir psychisch wieder besser geht?
- Welche weitere Beratung kann ich nutzen?
- Wie ratsam ist eine Selbsthilfegruppe für mich?
- Brauche ich eine Behandlung, weil ich an einer psychischen Erkrankung leide?
- Welche Behandlung(en) ist/sind geeignet?
- Benötige ich besonders schnell Hilfe und deshalb eine Akuttherapie?
- Bin ich weiterhin arbeitsfähig?
- Ist meine Erwerbsfähigkeit gefährdet?
- Ist eine Einzel- oder Gruppentherapie besser für mich geeignet?
- Sollte ich auch einen Facharzt*eine Fachärztin konsultieren, damit er*sie mir zusätzlich Medikamente verordnet?

- Ist meine Erkrankung so schwer, dass ich in einem Krankenhaus behandelt werden sollte?

> Die Terminvermittlung der Kassenärztlichen Vereinigung ist Betroffenen gegenüber laut gesetzlichem Auftrag verpflichtet, innerhalb einer Woche einen*eine Psychotherapeut*in mit einem freien Termin für die Sprechstunde zu nennen. Achtung: Der eigentliche Termin muss also nicht innerhalb derselben Woche liegen und bedeutet auch nicht, dass der Termin individuell abgestimmt werden muss. Laut Gesetzgeber muss das vermittelte Gespräch dann innerhalb von vier Wochen nach der Terminvermittlung stattfinden. Können Betroffene diesen Termin nicht annehmen und kommunizieren dies proaktiv, wird ein weiterer angeboten; danach erlischt der Anspruch über die Terminvergabestelle. Übrigens: Es kann sein, dass Betroffene auch längere Wege und Fahrten in Kauf nehmen müssen. Bis zu 30 Minuten mit öffentlichen Verkehrsmitteln in die nächstgelegene Praxis gilt dabei als zumutbar.

Falls eine Pflegekraft psychisch erkrankt ist, wird die Psychotherapeut*in, ggf. über Anforderung eines Konsils zusammen mit einem*einer Psychiater*in, eine Diagnose stellen und erläutern, welche Behandlung dafür geeignet ist und ob neben Psychotherapie auch Medikamente infrage kommen. Leider kann eine anschließende Behandlung nicht immer bei dem*der Therapeut*in der ersten Sprechstunde stattfinden. Die Suche nach einem*einer passenden Therapeut*in kann ein langwieriger und steiniger Weg sein. Laut einer Umfrage der Bundespsychotherapeutenkammer von 2019 warteten 40 % der Patient*innen mindestens drei bis neun Monate auf den Beginn einer Therapie in Deutschland – selbst wenn ihnen zuvor in einer psychotherapeutischen Sprechstunde bestätigt wurde, dass eine psychische Erkrankung vorliegt und deshalb Behandlungsbedarf besteht. Damit wartet fast die Hälfte von psychisch kranken Menschen inakzeptabel lange auf eine notwendige Behandlung.

12.5 Sucht – Substanzgebundene und -ungebundene Abhängigkeiten

Substanzmissbrauch und Abhängigkeiten sind ein wichtiges Thema für Kliniken und Krankenhäuser. Dabei ist es aber nicht nur das naheliegende Bild des Griffs in den Medikamentenschrank, mit dem eine Sucht befriedigt wird, sondern auch der Missbrauch von Alkohol und anderen Genussmitteln. Auch bestimmte Verhaltensmuster sind zu beobachten. Das Online-Lexikon für Psychologie & Pädagogik definiert Sucht bzw. Abhängigkeit als »das unabweisbare Verlangen nach einem bestimmten Erlebniszustand. Diesem Verlangen werden die Kräfte des Verstandes untergeordnet« (Stangl 2023a). Wer jeden Abend einen, zwei oder gar drei Drinks braucht, um runterzukommen und abschalten zu können, könnte langfristig ein ernstes Problem haben. Hier macht es Sinn darüber nachzudenken, ob der Alkohol mitten in der Woche inzwischen bereits mehr ist als nur Genuss. Süchte haben viele Ventile: Auch das Shoppen bis die »Checkkarte glüht« oder das stundenlange Starren ins Handy können Signale für Kompensation oder eben auch Sucht sein. Nicht immer ist also zwingend eine Substanz im Spiel. Auch Verhaltensweisen und -gewohnheiten können zwanghaft sein und mit einem Verlust der Impulskontrolle einhergehen.

Suchtverhalten beginnt schleichend und steigert sich bis zu dem Moment, wo es nicht mehr kontrollierbar bzw. unverzichtbarer Teil des Lebens wird. Das Fatale: Sucht stagniert nicht, sondern steigert sich. Aus der gelegentlichen Schlaftablette, um nach einem anstrengenden Tag zur Ruhe zu finden, wird eine Gewohnheit. Die Dosen erhöhen sich. Auf die Einschlafpille folgt die fürs Wachwerden am Morgen, um konzentriert und einsatzfähig zu werden. »Uppers« putschen auf, »Downers« bringen einen wieder runter – ein Teufelskreis. Auch aus der langfristigen Einnahme von Schmerzmitteln kann Gewohnheit und Abhängigkeit werden. Wer das erkennt, sollte sofort die Notbremse ziehen und sich professionelle Hilfe holen.

Merkmale von Sucht sind die Steigerung der konsumierten Substanzen bzw. des gezeigten Verhaltens und sogenannte Suchtspiralen, die einen immer mehr nach unten ziehen. Um den gewünschten

Zustand herzustellen, braucht es mehr und mehr und immer häufiger, da der Körper eine Toleranz entwickelt, die nur mit einer Dosissteigerung überwunden werden kann. Außerdem stellen sich mit der Zeit Entzugserscheinungen ein, sollte nicht konsumiert werden. Der Körper reagiert sichtbar auf die unterbrochene Zufuhr und signalisiert hier diesen Mangel durch Zittern, Schweißausbrüche, Kreislaufprobleme bis hin zu lebensbedrohlichen Krampfanfällen – je nach Suchtmittel. Außerdem verlieren Betroffene immer mehr die Kontrolle über den willentlichen Konsum. Und irgendwann sind Gesundheit, Leistungsfähigkeit und Stabilität in Gefahr. Im Klinikalltag kann das dramatische Auswirkungen haben. Die meisten Süchtigen spüren, dass der Substanzmissbrauch zu seelischen und körperlichen Beeinträchtigungen führt, ignorieren aber die langfristigen Nachteile oder Schäden. Dazu können gehören:

- Verschuldung
- (Körperliche) Entzugserscheinungen
- Verminderte Kontrollfähigkeit
- Physische und psychische Abhängigkeit
- Häufiger Wechsel der Partner*innen
- Körperliche und psychische Langzeitschäden und -folgen
- Und vieles mehr

Kurz gesagt: Wer trinken muss, um seine zitternden Hände zu beruhigen, hat ein Problem. Wer dieses Problem ignoriert, wird irgendwann sehr viel mehr Probleme haben.

> Sucht ist in Kliniken weiter verbreitet als allgemein vermutet und wird in der Regel totgeschwiegen – oft aus falsch verstandener Solidarität. Führungskräfte sind immer gefordert und müssen den Mut haben, Suchtverhalten – und damit oftmals auch verbundenes delinquentes Verhalten (Beschaffungskriminalität) – wahr- und ernstzunehmen und auch zwingend anzusprechen bzw. kritisch mit sich selbst ins Gericht zu gehen. Wer mit einer Alkoholfahne auf Station erscheint, stellt ein großes Problem für die eigene Sicherheit, aber vor allem für die Sicherheit der anvertrauten Patient*innen dar. In vielen Kliniken gibt es inzwischen Beratungs-

stellen, die bei der Gesprächsführung unterstützen und vertraulich angefragt werden können. Zeigen Sie als Führungskraft Zivilcourage und machen Sie klar, dass Sie Betroffenen breite Unterstützung anbieten, aber auch, dass mit deutlichen Konsequenzen zu rechnen ist, wenn diese Unterstützung nicht angenommen wird. Betroffene haben sich nicht für die Sucht entschieden, hier liegt eine Krankheit vor. Verantworten muss sich aber jede*r Betroffene für eventuell daraus folgendes strafbares Verhalten.

Führungskräfte, die Suchtverhalten bei Mitarbeitenden feststellen, müssen

- das Gespräch suchen,
- Unterstützung anbieten,
- auf eine betriebsärztliche Vorstellung bestehen und
- schlimmstenfalls mit Konsequenzen wie Entlassungen drohen.

Wer entsprechendes delinquentes Verhalten wissentlich ignoriert, unter den Tisch fallen lässt oder sogar deckt, macht sich strafbar. Sucht ist eine sehr ernste Erkrankung und damit keine Frage von Schuld. Für daraus erwachsenes Verhalten oder auch Nicht-Verhalten steht man aber weiterhin in der Verantwortung.

»*Sucht sollte man daher eher als eine Gewohnheit* betrachten, die außer Kontrolle geraten ist, denn denkt ein Mensch er sei krank, nimmt ihm das die Verantwortung ab, denn an einer Krankheit kann man schließlich selbst nichts ändern. Der Arzt verschreibt Medikamente und nimmt ihm die Verantwortung ab, doch der Aspekt der persönlichen Wahl und Selbstermächtigung ist aber allein entscheidend, um sein Verhalten zu ändern, d. h., um mit einer Sucht aufzuhören, muss man mit der Sucht aufhören wollen.« (Stangl 2023a, Hervorhebung im Original)

12.6 Seelisches Trauma und posttraumatische Belastungsstörung

Traumatische Erlebnisse sind im Krankenhausalltag nicht selten. Wer beispielsweise erleben muss, dass ein*e Patient*in trotz mehrmaliger Reanimation stirbt, kann dies als extremes emotionales Stresserlebnis für sich einordnen – oder damit überfordert sein. Auch nach vielen Jahren Routine im Job kann es immer wieder zu potenziell traumatischen Erlebnissen kommen, wenn beispielsweise Kinder sterben, ein schwer verletzter Mensch eingeliefert wird, jemand viele Monate leidet. Diese traumatischen Ereignisse gehen im Zuge einer Traumatisierung dabei mit einer erlebten Hilf- und Machtlosigkeit des Individuums gegenüber dem Geschehen und einem Gefühl des Ausgeliefertseins gegenüber einer potenziell existentiell bedrohlichen Situation, die aber nicht direkt die eigene Person betreffen muss, einher (siehe Huber 2009, S. 39). Im Sinne des Vulnerabilitäts-Stressmodells (▶ Kap. 12.1.4) wird das persönliche Fass quasi innerhalb kürzester Zeit so durch akuten Stress ausgelastet, dass es überschwappt, wobei man selbst nur hilflos zuschaut. Die Grundüberzeugungen, Glaubenssätze und das Grundvertrauen der betroffenen Person werden in ihren Grundfesten durch das Ereignis massiv erschüttert. Auch Zeug*innen und Beobachtende können nach dem Erleben eines solchen Ereignisses traumatisiert sein. Die üblichen Verarbeitungsmechanismen, um ein solches Erlebnis zu begreifen, einzuordnen und aufzuarbeiten, sind damit überfordert und versagen. Im Extremfall ist die Entfremdung von bzw. die Abspaltung und Fragmentierung des Erlebten für das Gehirn die letzte Option. Das »Weggehen« in die extreme Abspaltung (Dissoziation) erscheint lebenserhaltend und hilft, sich zu entfernen, obwohl man körperlich noch anwesend ist. Doch sie hat einen Preis. Das Ereignis hat eine seelische Verletzung hinterlassen, daher der Name »Psycho-Trauma« (griechisch für »Seelen-Wunde«). Das Erlebte verfolgt die Betroffenen in Teilen, unkontrollierbar und unvermittelt – vor allem dann, wenn sie mit sogenannten Schlüsselreizen (Triggern) in Kontakt kommen, also Reizen, die mit dem traumatischen Ereignis verbunden werden. Symptome können bei Betroffenen dabei u. a. sein:

- Anhaltende Gefühle der Hilflosigkeit, des Ausgeliefertseins, der Machtlosigkeit sowie Dauer-Pessimismus (bedingt durch den Verlust der Selbstsicherheit und Erschütterung des Weltverständnisses).
- Wiederholte, unausweichliche Erinnerungen oder ungewolltes Denken an oder zwanghaftes Beschäftigen mit dem Ereignis bzw. teilweise oder vollständige Unfähigkeit, sich an zentrale Aspekte des Ereignisses zu erinnern.
- Angstzustände bis hin zu Panikattacken.
- Schlafstörungen und Albträume.
- Erhöhte Wachsamkeit und Erregung, ständige Unruhe, chronische Dauerstressreaktionen (Herzrasen, Zittern, Übelkeit, Schwindel, Verspannungen).
- Häufiges Wiedererleben von Teilen des traumatischen Ereignisses in Form von Körpererinnerungen (Schmerz, Gerüche, Flashbacks, Geräusche), die häufig aber nicht als Wiedererleben eingeordnet werden können.
- Polares Verhalten gegenüber Reizen, die mit dem Trauma zu tun haben, d. h. sie werden entweder aktiv gemieden oder immer wieder aufgesucht.
- Emotionale Taubheit, Distanz, Gleichgültigkeit und Entfremdung gegenüber Mitmenschen (Betroffene scheinen grundlegend verändert).
- Unfähigkeit, über das Erlebte zu sprechen oder Gefühle und Wahrnehmungen in Worte zu fassen.
- Losgelöstheitsgefühle vom Umfeld und von sich selbst, d. h. die Realität um einen herum erscheint unwirklich bzw. man erscheint »sich selbst fremd« (Depersonalisation und Derealisation).
- Einsamkeitsgefühle, Depression.
- Kontaktunwilligkeit.
- Konzentrations- und Leistungsbeeinträchtigung.

Manche Menschen erleben eine Traumatisierung wie eine Art innere Zersplitterung. Sie sind nicht mehr in der Lage, die Teile selbstständig zusammenzusetzen. Sie brauchen jemanden, der sie durch den Heilungsprozess leitet und ihnen dabei hilft, diese inneren Splitter wieder zusammenzusetzen und das Erlebte in den Fluss der eigenen Erinnerungen zu integrieren, um es dann überhaupt erst verarbeiten zu können. Der Psychiater Lutz Besser drückte es sehr bildhaft aus: »Der Vergleich eines Spiegels, der im Augenblick des traumatischen Stressgipfels zerspringt, macht deutlich, dass die zurückbleibenden Spiegelsplitter nicht mehr erkennen lassen, was passiert ist, sondern nur noch, dass etwas passiert ist« (siehe in Huber 2009, S. 44).

> Kritische Situationen, in denen eine Traumatisierung erfolgen kann, können von Führungskräften im Klinikalltag leicht übersehen bzw. übergangen werden. Hoher Zeitdruck, keine Präsenz am Ort des Ereignisses, mangelnde Strukturen der psychosozialen Begleitung bzw. Raum zum Auf- und Verarbeiten von Erlebtem – das alles kann begünstigen, dass Traumatisierungen unentdeckt bleiben bzw. nicht ernst genommen werden.
>
> Deshalb ist es wichtig, hierfür stets und nachhaltend sensibilisiert zu sein und zu bleiben. Zynismus oder die eher distanzierte Haltung nach dem Motto »Augen auf bei der Berufswahl. Das müssen Pflegekräfte schon aushalten!«, sind kontraproduktiv und wirken sich negativ aus – sowohl auf die Stimmung als auch auf die Reputation einer Führungskraft. Denn wer mit der Bewältigung extremer Situationen nicht – mehr – zurechtkommt, riskiert auf Dauer die Entwicklung einer posttraumatischen Belastungsstörung (PTSD) oder anderer traumabedingter Folgestörungen und ist irgendwann vielleicht nicht mehr in der Lage, den Beruf auszuüben. Je belasteter jemand vorher war und je geringer seine eigene Widerstandsfähigkeit (Resilienz) ist, desto eher kann jemand an einem traumatischen Erlebnis im wahrsten Sinne des Wortes auch zerbrechen.

12.7 Handlungsempfehlungen für Führungskräfte

Nach diesem kleinen Überblick über einige psychische Erkrankungen, die Pflegekräfte im Alltag treffen können, stellt sich die Frage, welche Mittel Führungskräften zur Verfügung stehen, um Abhilfe zu schaffen, ein Unterstützungsnetz zu spannen bzw. proaktiv Risiken für psychische Erkrankungen zu minimieren.

12.7.1 Anpassungsleistungen auf Basis des Vulnerabilitäts-Stressmodells

Kehren wir noch einmal zum Vulnerabilitäts-Stressmodell (▶ Kap. 12.1.4) zurück und stellen uns die Frage: Wie kann in diesem Bild dem Wasser durch den Einzelnen so viel Einhalt geboten werden, dass ein Überlaufen verhindert werden kann? Dafür ist zuallererst ein Lernprozess notwendig, wobei *Lernen* in der Psychologie immer eine Verhaltensänderung bzw. Anpassungsleistung bedeutet.

Entscheidend dabei ist zuallererst, dass man sich die Hoheit des Handelns bewahrt und erkennt: Ich kann etwas verändern. Und wenn es hart auf hart kommt, zumindest mich selbst. Dafür hat das Individuum mehrere Handlungsoptionen, die in Form einer Anpassungsreaktion dem Stress entgegengesetzt werden können, um ein »Volllaufen des eigenen Fasses« zu verhindern:

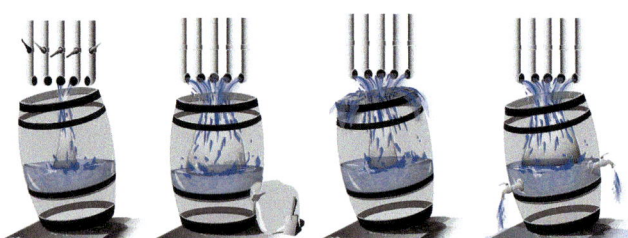

Abb. 11: Handlungsansätze für Betroffene und Führungskräfte

- *Versuchen, die Wasserhähne zuzudrehen*, also die Stressoren abzustellen, zu reduzieren, ihren Einfluss zu minimieren oder den Grund, auf dem das Fass steht, zu ebnen. Das heißt: direkten Einfluss auf die Stressoren und die äußeren Umstände zu nehmen. Diese Maßnahmen können dabei unterstützen, aktiv etwas zu tun, um die Situation zu verändern. Auf einiges kann man nur indirekt Einfluss nehmen, eventuell durch Unterstützung anderer. Manche Einflüsse sind unveränderlich. In diesem Fall heißt es für das Individuum, zu lernen, damit auf Dauer umzugehen oder das belastende »Spielfeld« besser dauerhaft zu verlassen (siehe unten).
- *Den Boden unter dem Fass ebnen, dass es ein festes Fundament bekommt.* Einfluss zu nehmen auf die eigenen situativen Umstände und das Umfeld sind nicht immer in großen Schritten möglich. Bisweilen sind nur Stück für Stück kleine Veränderungen machbar, denn kaum jemand kann so einfach sein Umfeld verlassen und sich aus eingegangenen Verpflichtungen und Verantwortlichkeiten lösen bzw. etwas an den situativen Umständen ändern, die ihm*ihr auferlegt sind. Dennoch ist dies manchmal die letzte aller Türen, wenn dieses Umfeld schädlich oder gar gefährlich ist.
- *Ein Netz/Filter/Deckel auf die Fassöffnung legen, sodass nicht mehr alles ins Fass fließt.* Dies bedeutet: Einfluss zu nehmen auf die Wahrnehmungs- und Bewertungsschemata, mit denen man den Stress verarbeitet und bewertet. Diese Anpassungsreaktion entspricht einer Arbeit, die im Inneren des Individuums stattfindet, wie sie als Lernprozess im Rahmen eines ausgedehnten Reflexionsprozesses, bisweilen auch auf Basis von Coaching bzw. Psychotherapie, erfolgt. Bestimmte Stressoren werden neu »geframed«, sie bekommen einen neuen Rahmen: Man lernt, sie anders zu bewerten und proaktiver einzuschätzen, sich von ihnen besser abzugrenzen oder sie gar ganz auszublenden.
- *Abflusshähne an das Fass schrauben, um das Wasser aus dem Fass abfließen zu lassen.* Hiermit ist die Entwicklung von neuen Ressourcen gemeint, also allen Dingen, die dem Individuum helfen können, den Stress zu verarbeiten und bzw. damit einen Umgang zu finden, der es entlastet. Die Bandbreite dafür ist umfangreich: Freund*innen, Familie oder andere Hilfssysteme, Bildung und Technik(en), positive Erinnerungen und Lieblingsorte, Maßnahmen zur Gesunderhaltung wie Sport, Reha und Medikamente,

aber auch das Rechtssystem oder in einer Therapie erarbeitete neue Denkmuster und Methoden wie beispielsweise Stressbewältigungstechniken (Coping-Strategien) können dabei helfen.

Eine Führungskraft kann bei all diesen Ansatzpunkten ihren Mitarbeitenden beistehen. Manchmal direkt und mit vollem Einsatz, wenn es beispielsweise darum geht, Rahmenbedingungen zu schaffen und Stressoren direkt anzugehen und zu eliminieren. Manchmal kann sie auch nur indirekt Einfluss nehmen, gerade wenn es um die Veränderung von inneren Prozessen geht. Aber auch hier kann sie Wege bereiten, unterstützen und die richtige Hilfe organisieren. Und selbst, wenn sie auf Aspekte keinen Einfluss hat, steht sie in der Verantwortung, mit dem Team darüber zu reden, wie man sich in besonders schwierigen Phasen aufstellt und was man füreinander nun tun kann. Und bisweilen auch Mitarbeitende vor sich selbst zu schützen.

> Das Bild des Vulnerabilitäts-Stressmodells lässt sich auch gut in einer Teamsitzung vorstellen und dafür nutzen, gemeinsam Einflussmöglichkeiten und Handlungsansätze, bezogen auf Stressoren, die aktuelle Arbeitssituation und den persönlichen Umgang damit, zu reflektieren. So lässt sich im Fall großer akuter Belastung der gemeinsame Handlungsspielraum ausleuchten und reflektieren: Wie (er)geht es uns gerade? Was funktioniert? Was und wer bleiben aktuell auf der Strecke? Wie ist unser aktueller Stresslevel? Was können wir beeinflussen und verändern, was nur indirekt oder auch gar nicht? Wie gehen wir damit um? Was wurde schon probiert, um uns die Situation zu erleichtern, was noch nicht? Welche Ideen hat das Team noch, um sich gegenseitig zu entlasten? Was kann jede*r Einzelne beisteuern? Welche Unterstützung braucht das Team mehr und was weniger von der Führungskraft? Was bedrückt die Stimmung, über das gesprochen werden sollte (Rückschläge, Krisen, Missgeschicke, Scheitern, Fehler, Leid)?

All diese Fragen können moderativ genutzt werden, um sich mit dem Team gemeinsam die Hoheit des Handelns zu erhalten. Erfahrungsgemäß führt Stress oft zur Vereinzelung, aber um schwierige Phasen zu überstehen, können über eine solche Einheit die Ressourcen gehoben werden, die im Team und in der Zusammenarbeit und der gegenseitigen Unterstützung liegen. Auch Führungskräfte müssen nicht allein gegen alle Stressoren angehen. Sie können die Kraft der Gruppe genauso nutzen und dafür Raum geben. Es lohnt sich.

12.7.2 Mitarbeitende (vor sich selbst) schützen

Ein wichtiges Instrument bei der Führung von Menschen ist die konsequente Rückmeldung an die Mitarbeitenden. Sieht eine Leitungskraft beispielsweise, dass eine Kollegin ständig an oder über ihre Grenzen geht, Pausen nicht einhält, stets durcharbeitet, trotz Absprachen dünnhäutig und gereizt reagiert, aber trotzdem stolz einen Berg von Überstunden vor sich herschiebt, ist es aus Gründen des Fürsorgeprinzips wichtig, schnell zu handeln. Gerade in Pflegeberufen sind diese Verhaltensweisen nicht selten Thema. Diese Alarmsignale müssen von Führungskräften wahrgenommen werden. Solche Kolleg*innen müssen manchmal sogar zur Pause »gezwungen« werden, obwohl sie fix und fertig sind, sich aber uneinsichtig zeigen. Eine Aussage wie »Ich bin halt so« ist für Führungskräfte inakzeptabel. Erkennt eine Führungskraft, dass Mitarbeitende immer wieder über ihre Grenzen gehen, muss also gehandelt werden.

Der deutlichste Weg dabei ist die direkte Ansprache in einem Gespräch unter vier Augen: »Hey, ich sehe dir an, dass du erschöpft bist, und habe mitbekommen, dass du deine ganze Schicht durchgearbeitet hast und nun auch noch länger arbeitest. Diese Situation ist nicht das erste Mal. Ich habe akuten Grund zur Sorge, dass du dich mit deiner Arbeit übernimmst und nicht genug auf dich achtest. Ich möchte, dass du ab sofort deine Pausen in Absprache mit deinen Kolleg*innen nimmst und ab heute maximal eine Viertelstunde länger arbeitest, als deine Schicht regulär geht. Jede weitere Verlängerung deiner Arbeitszeit ist ab sofort in jedem Fall mit mir abzusprechen. Ich möchte nicht, dass sich das wiederholt, denn ich habe eine Fürsorgepflicht dir gegenüber und muss dich schützen.« Wichtig: Es geht hierbei nicht darum, das Engagement von Mitarbeitenden nicht wertzuschätzen. Im Gegenteil: Durch diese Klarheit nimmt die Führungskraft durch Feedback und deutliche Anordnung ihre Fürsorgepflicht wahr und übernimmt so zeitweise die aktive Verantwortung für die betroffene Person, mindestens so lange, bis sie es wieder für sich selber übernehmen kann.

Es gilt also für die Führungskraft, ihre Mitarbeitenden vor Überlastung zu schützen – manchmal also auch vor sich selbst. Eine solche Thematisierung ist niemals übergriffig, sondern zeugt von Verantwortungsbewusstsein und Fürsorgepflicht.

> Es ist bei dieser Thematik sehr wichtig, das große Ganze im Blick zu haben. Wenn beispielsweise Ärzt*innen ohne Rücksicht auf die Belastungssituation und die Besetzung der Pflege operieren und keine Absprachen oder kein Austausch existiert, sehen Pflegekräfte aus ihrer Sicht oft keinen anderen Handlungsspielraum, als dies auf Kosten der eigenen Pausen mit ihrer Arbeitsleistung aufzufangen. Das System, in dem Pflegekräfte arbeiten, wird quasi bis an die Schmerzgrenze strapaziert.

Auf Basis des Selbstverständnisses von Pflegekräften dürfen Patient*innen dennoch auf keinen Fall zusätzlich belastet werden: Es ist wichtig, dass eine Führungskraft sich hier schützend einschaltet, im äußersten Fall auch nach oben eskaliert und strukturelle wie auch prozessbezogene Probleme an Schnittstellen und mit der eigenen Leitung bespricht und aktiv angeht. Die Führungskraft hat also immer eine Doppelfunktion. Sie muss die Arbeitsbelastung als Ganzes für ihr Team im Blick haben UND den Umgang Einzelner. Beides schließt sich nicht gegenseitig aus, sondern darf UND muss von Führungskräften bei allen beteiligten Parteien thematisierbar sein.

Einige Pflegekräfte neigen dazu, auf Pausen zu verzichten. Mehr noch: Manche sind bisweilen sogar stolz darauf, Unmengen Überstunden anzuhäufen, ohne dabei Rücksicht auf ihr eigenes Befinden zu nehmen. Sie sehen es als Ausdruck ihres Engagements und ihrer Opferbereitschaft, für Patient*innen da zu sein. Ihre Vorstellung, so unverzichtbar zu sein, dass sie ihre Pausen nicht nehmen können, treibt sie sogar immer weiter an. Gleichzeitig finden sich aber immer wieder auch Aussagen, die direkt oder indirekt anderen einen Vorwurf daraus machen, dass ihre eigenen Grundbedürfnisse nicht mehr geachtet werden. Aussagen wie »Ich habe ja nicht einmal mehr Zeit, um auf Toilette zu gehen« sind kritisch zu hinterfragen. Hier wird unbewusst aus einer Opferhaltung heraus die Eigenverantwortung für den eigenen Körper und dessen Bedürfnisse, manchmal sogar in Form von Schuldzuweisung, delegiert, um andere für diesen Missstand verantwortlich zu machen. Gleichzeitig zeigt dieses Verhalten auch deutlich, dass der individuelle Handlungsspielraum, etwas zu verändern, als stark eingeschränkt erlebt wird. Das wiederum ist ein Alarmsignal dafür, dass Betroffenen die Ressourcen fehlen, mit einer sehr belastenden Situation eigenständig umzugehen.

Spätestens jetzt muss die Fürsorgepflicht der Pflegeleitung greifen: Pausen gehören zum Arbeitsalltag und sind wichtig, um langfristig die eigene Gesundheit zu erhalten. Damit künftig diese Regeln eingehalten werden, ist es sinnvoll, Pausenkorridore einzurichten. Hierbei kann beispielsweise beschlossen werden, dass alle Kolleg*innen täglich zwischen 12 und 14 Uhr in einem durchlaufenden Wechsel ihre Pausen nehmen. Morgens wird festgelegt, wer wann seine halbe Stunde nimmt. Es findet also ein gegenseitiges Ablösen statt. Dabei gilt es zu bedenken, dass eine Pause das sein muss, was der Name sagt: eine kurze Auszeit vom Alltag. Deshalb fordern Pausen Räume. Wer beispielsweise die Pause in der Kanzel, am besten noch mit allen Kolleg*innen, nimmt, macht keine Pause, auch wenn er oder sie dabei isst, da sich das Umfeld und die Gespräche nicht ändern. Viele Pflegekräfte möchten am liebsten Pause mit den Kolleg*innen machen. Das ist auch verständlich, bei guter Stimmung im Team auch angenehm und gleichzeitig praktisch, aber nicht immer zielführend für die Gewinnung einer gesunden und notwendigen kurzen Distanz zur Arbeit. Wenn man trotz Pause gemeinsam direkt auf Station bleibt, wird es wahrscheinlicher, dass weiterhin nur über die Arbeit geredet wird. Es kann dann helfen, sich gemeinsam auf die Spielregel zu verständigen, dass Pausenzeiten frei von Arbeitsthemen bleiben.

Eine Pausenregelung durch eine Pflegeleitung sollte diesen Themen Rechnung tragen und die entsprechenden Voraussetzungen und Rahmenbedingungen für eine erholsame Pause schaffen. Gleichzeitig sollte sie die Mitarbeitenden ermuntern und anhalten, gerne auch in Gruppen, falls es möglich ist, die Station zu verlassen. Ein Spaziergang an der frischen Luft und die Chance, den Sinnen andere Eindrücke zu geben, helfen dabei, Abstand zu gewinnen und die Gedanken weg von der Arbeit zu lenken. Achtet hingegen eine Führungskraft nicht auf diese Rituale und ermöglicht vielleicht nicht mal Toilettengänge, steigt die Belastung der Mitarbeitenden immer weiter und führt irgendwann zu Aggressivität, Erschöpfung und vielleicht sogar zu Schlimmerem. Am Ende fällt dieses Zulassen unangemessenen Verhaltens sich selbst und anderen gegenüber den Leitungskräften außerdem »auf die Füße«. Wer zulässt, dass seine Mitarbeitenden ständig auf dem »Vulkan tanzen«, nimmt am Ende selber Schaden.

12.7.3 Was tun, wenn eine psychische Erkrankung vermutet wird?

Wer bei sich selbst beobachtet und eventuell annimmt, dass eine psychische Erkrankung vorliegen könnte, sollte dringend dieser Intuition folgen und sie ernst nehmen. Es kann helfen, die eigene Gefühls- und Gedankenwelt aus der »Adlerperspektive«, also von oben, zu betrachten, über die Entwicklung in den vergangenen Wochen und Monaten nachzudenken und dabei weniger auf Inhalte als auf den Verlauf und die Entwicklung zu achten. Dabei können die ersten eigenen Schritte sein, bewusst das Tempo aus dem Alltag rauszunehmen. Nicht immer muss das heißen, gleich *ins krank* zu gehen. Denn die Befürchtung, dann plötzlich zu Hause mit sich und seinen Symptomen alleine zu sein, kann auch große Angst und Sorge bereiten. Dennoch ist es sinnvoll, seinem direkten Umfeld Signale zu senden, dass es einem momentan nicht gutgeht. Es ist nicht nötig, gleich ins Detail zu gehen. Allerdings ist es ein legitimer Schritt, die anderen um Rücksicht zu bitten.

Der nächste Schritt wäre die Überlegung, Hilfsangebote in greifbarer Nähe zu suchen. Auch das muss nicht gleich der Weg zur Therapie oder zum Hausarzt sein. Es kann damit beginnen, sich einem engen Menschen anzuvertrauen und über sich selbst und die Veränderungen, Ängste und Krankheitssymptome zu reden. Kolleg*innen, Freund*innen, Familie können die richtige Anlaufstelle sein, manchmal ist eine anonyme Beratungsstelle angenehmer, über seine Schwierigkeiten zu reden, als Menschen, die einem nahestehen, ins Vertrauen zu ziehen. Für wen oder was auch immer man sich entscheidet: Sich auszusprechen ist bereits entlastend und schafft unter Umständen schon ein bisschen mehr Klarheit. Denn wer sich selber reden hört, nimmt sich und seine Probleme aufmerksamer wahr und schafft Distanz zu seiner eigenen Gedankenwelt und Person. Und wenn die Gedanken einmal ausgesprochen sind, verlieren sie vielleicht auch im Gespräch mit anderen Personen/Anlaufstellen ihren Schrecken. Die meisten psychisch Erkrankten brauchen über kurz oder lang professionelle Hilfe. Wer nicht mehr schläft, Süchte entwickelt oder auch durch Urlaub keine Kraft mehr schöpft, braucht Hilfe von außen in Form von Therapie, einer Kur und/oder medikamentöse Unterstützung.

> Sollte eine Kur oder eine stationäre Aufnahme das Mittel der Wahl sein, achten Sie darauf, dass es eine (Reha-)Einrichtung ist, die auf Klinikpersonal spezialisiert ist. Besprechen Sie diesen Wunsch mit Ihrer Krankenkasse. Denn wer mit Menschen aus dem gleichen Berufsfeld zusammen ist und dann noch auf Therapeut*innen trifft, die die Klinikarbeit und die außergewöhnlichen Leistungen des Klinikpersonals kennen, hat größere Chancen auf Heilung. Banker*innen oder Lehrer*innen haben möglicherweise ein ähnlich diagnostiziertes Krankheitsbild, aber ganz andere Probleme und Ursachen. Effektiver ist es, mit Gleichgesinnten zusammen zu sein. Auch wer sich für eine Selbsthilfegruppe entscheidet, sollte sich mit Menschen zusammentun, die ebenfalls aus dem klinischen Bereich kommen.

Gegenüber Mitarbeitenden entsprechende Beobachtungen im Sinne der Fürsorgepflicht anzusprechen, bedarf einer Menge Fingerspitzengefühl und einer guten Gesprächsvorbereitung. Spiegeln Sie Ihren Mitarbeitenden unter vier Augen, dass Ihnen bestimmte Dinge aufgefallen sind, dass Sie ein bestimmtes Verhalten beobachten, das Sie nachdenklich stimmt. Aber benennen Sie niemals Krankheitsbilder, wie etwa: »Ich befürchte, du hast ein Burnout! Ich befürchte, du hast eine Depression! Vielleicht bist du bipolar!« Dies erzeugt ggf. Widerstände, Abwehrreaktionen oder auch einfach nur ein Wegwischen der Bedenken, ohne sie ernst zu nehmen.

Beschreiben Sie Wahrgenommenes stattdessen ganz konkret und an Fakten orientiert, was Sie sehen, empfinden und wahrnehmen.

Sagen Sie: »Ich sehe, du bist momentan häufig nervös/müde/unkonzentriert/schlecht gelaunt/reizbar/ungerecht.« Machen Sie es an konkreten Beispielen aus dem Alltag fest, die Sie erlebt oder wahrgenommen haben. Sprechen Sie darüber, was dieses Verhalten bei Ihnen auslöst, aber auch über die Auswirkungen auf die Arbeit, für das Umfeld und auf den*die Betroffene*n selbst. Bleiben Sie dabei wertfrei. Es geht nicht darum, jemanden für sein Verhalten zu verurteilen. Erkundigen Sie sich vielmehr nach der Sichtweise der betroffenen Person auf die beschriebenen Situationen, das Verhalten und die momentane Arbeits- und Lebenssituation der Person. »Gibt es etwas, dass ich wissen muss bzw. etwas, dass dir auf der Seele liegt, was dich belastet und wobei du Unterstützung brauchst?« Geben Sie Raum, indem Sie offene Fragen nach Problemen, Herausforderungen und Schwierigkeiten stellen, aber auch nach dem momentanen Wohlbefinden, der Verfassung und aktuellen Stimmung. Erkundigen Sie sich, wo die Menschen, die Ihnen anvertraut sind, Kraft schöpfen und Ruhe finden, aber auch, wo sie momentan Kraft, Zeit und Energie verlieren. Formulieren Sie, dass Sie sich Sorgen machen und ziehen Sie, sollte eine Situation nicht mehr tragbar sein, die Notbremse, indem Sie aus Ihrer Fürsorgepflicht heraus feststellen müssen, dass die Person momentan nicht dienstfähig ist und ihr die Last und Verantwortung von den Schultern nehmen, damit sich der*die Betroffene um sich selbst kümmern kann.

Manchmal sind aber auch Entlastung durch den Tausch in eine weniger fordernde Schicht bzw. die konsequente Einhaltung der Arbeitszeit zur Vermeidung von Überstunden ein unterstützendes Mittel. Machen Sie auch weitere konkrete Hilfsangebote und stellen Sie ggf. Kontakte zu Betriebsärzt*innen oder auch zu Betriebspsycholog*innen her. Denn am Ende des Tages tragen Sie auch Verantwortung für alle anderen im Team, für den Betriebsablauf und für die Patient*innen in Ihrem Bereich.

> Gerade bei den oben dargestellten Symptomen und Kriterien von psychischen Erkrankungen gilt für Führungskräfte: Sie sind nicht der*die Therapeut*in Ihrer Mitarbeitenden! Es ist nicht an Ihnen, Diagnosen zu stellen oder entsprechende Kriterien abzufragen, um eine Erkrankung zu identifizieren. Das steht Ihnen nicht zu, wäre

nicht Sinn der Sache und letztendlich fehlen Ihnen auch die entsprechenden Kompetenzen. Es ist sogar gefährlich für Ihre Führungsrolle: Sobald Sie anfangen, andere zu pathologisieren, verpassen Sie Mitarbeitenden den Stempel, krank zu sein. Damit fallen Sie aus der Führungsrolle, da Betroffene dann ein Fall für Ärzt*innen oder Therapeut*innen sind. Bewahren Sie sich auch hier die Hoheit des Handelns, denn Sie tragen als Führungskraft immer die Organisationsverantwortung.

Deshalb ist es ratsam, sich bei vermuteten psychischen Erkrankungen in Achtsamkeit zu üben und Signale ernst zu nehmen. Negative Veränderungen bei Mitarbeitenden im Verhalten, in der Stimmung, aber auch im Umgang mit Patient*innen, die Ihnen Sorge bereiten und bei denen Sie Auswirkungen auf Arbeitsverhalten, Sozialverhalten und Patient*innenorientierung befürchten, dürfen angesprochen werden und können manchmal auch das Tor sein, über die auch die persönliche Beanspruchung thematisiert werden kann.

Werden Sie dabei nicht zum hilflosen Helfer – auch wenn Sie eine medizinische Fachkraft sind. Die Behandlung und Begleitung dieser Krankheitsbilder gehören nicht in den Kompetenzbereich einer Führungskraft, sondern in die Hände von Psycholog*innen und Therapeut*innen, die darauf spezialisiert sind.

12.7.4 Umgang mit extremen Stresserlebnissen und potenziell traumatischen Ereignissen

Ein psychisches Trauma, das eventuell sogar in eine posttraumatische Belastungsstörung mit anhaltenden Symptomen übergeht, kann von einer Führungskraft nicht allein bewältigt werden. Diese Krankheitsbilder müssen von einem*einer professionellen Therapeut*in bearbeitet werden. Allerdings sollte eine Führungskraft im Klinikalltag das Gespür dafür entwickeln, wann eine Situation so belastend gewesen sein könnte, dass sie massive Folgen haben könnte.

Nach einem extrem emotionalen Stresserlebnis und potenziell traumatischem Ereignis, einem plötzlichen, dramatischen Todesfall, einem Fehler, der eventuell auch Menschenleben gekostet hat, oder einem Massenanfall an Verletzten, muss die Führungskraft zwingend ein Debriefing-Gespräch unter vier Augen anbieten. Das ist auch ein Grund, warum Debriefings nach Schockraumsituationen einen so hohen Stellenwert einnehmen. In diesen Gesprächen geht es vor allem darum, als Gesprächspartner*in und Zuhörer*in präsent zu sein, um über das Erlebte sprechen zu können. Ohne zu analysieren oder zu bewerten und festzustellen, was zukünftig besser gemacht werden kann. Es geht darum, Betroffene aufzufangen und niemanden mit dem Erlebten allein zu lassen. Natürlich gilt dabei: Niemand kann gezwungen werden, sich jemand anderem anzuvertrauen und sein Seelenleben offenzulegen, aber das Gesprächsangebot muss im Sinne der Fürsorgepflicht erfolgen.

Dafür ist es wichtiger, die einem anvertrauten Menschen zu kennen, als die Situation für sich als traumatisch zu bewerten. Denn es geht jetzt ausschließlich um die subjektive Wahrnehmung des Einzelnen. Bei Debriefing-Gesprächen und intensiven Beobachtungen in den Tagen und Wochen nach dem traumatischen Ereignis sollte immer wieder behutsam nachgefragt werden, wie es den Betroffenen geht, wie sie sich fühlen und ob es Unterstützung bedarf, eventuell auch durch externe Profis. Viele Menschen verdrängen zunächst das Erlebte, ohne wahrzunehmen, dass ein bewusstes Ausblenden durchaus auch Zeichen einer seelischen Verletzung sein kann. Extreme emotionale Stresserlebnisse sollten deshalb immer ernst genommen werden, da viele psychische Erkrankungen ineinandergreifen. So kann ein traumatisches Erlebnis beispielsweise zu einer posttraumatischen Belastungsstörung führen, welche wiederum eine Depression begünstigt, die in einer Abhängigkeit durch Substanzmissbrauch enden kann. Solche Spiralen sind deshalb so dramatisch, weil sie häufig nicht frühzeitig durch aktive Ausgestaltung der Fürsorgepflicht durchbrochen und später nicht erkannt werden, auch von Betroffenen selbst nicht.

Es liegt also immer auch in der Achtsamkeit der Führungskraft, auf belastete Mitarbeitende zuzugehen und einen Raum für Gespräche anzubieten. Viele Stationsleitungen haben das Gefühl, es wäre übergriffig, sich derart besorgt einzubringen. Das ist es nicht. Es gehört vielmehr zu den elementaren Aufgaben einer Führungskraft, achtsam zu sein und es auch nach vielen Jahren im Beruf zu bleiben. Wenn jemand sich einem Gesprächsangebot nach einem potentiell traumatischen Erlebnis verweigert oder sich lieber abgrenzt bzw. verneint, dass das Ereignis eine extremes emotionales Stressereignis war, muss diese Aussage jedoch akzeptiert werden, sofern sich in der Folgezeit im Verhalten keine Auffälligkeiten zeigen.

12.8 Gesundheitsvorsorge – grundsätzliche Ansätze zum Schutz der Seele im pflegerischen Alltag

Zum Abschluss möchten wir Ihnen zwei Konzepte vorstellen, die im Rahmen der Prävention eine besondere Rolle spielen und an denen sich Führungskräfte orientieren können, wenn sie sich auf die Gesunderhaltung ihrer Mitarbeitenden konzentrieren. Krisen meistern zu können, ist eine großartige Leistung, aber noch schöner ist es doch, wenn es gar nicht erst zu dazu käme. Auch hierbei kann eine Pflegeleitung einen Beitrag leisten, indem sie folgende Aspekte von Vorsorge im Blick hat und ggf. auch im Team thematisiert.

12.8.1 Resilienz – die psychische Widerstandskraft

»In steter Veränderung ist diese Welt. Wachstum und Verfall sind ihre wahre Natur. Die Dinge erscheinen und lösen sich wieder auf. Glücklich, wer sie friedvoll einfach nur betrachtet.« (Buddha)

In der Physik bzw. Werkstofflehre ist Resilienz bekannt als Eigenschaft einer Substanz, die selbst nach starker Deformation von selbst wieder in den ursprünglichen Zustand zurückkehrt (siehe Stangl 2023b). Das ist bildhaft gesprochen übertragbar auf Individuen, Gruppierungen und Unternehmen. Jeder Mensch kennt Situationen, in denen die eigene Welt scheinbar aus den Fugen gerät und nichts mehr so ist – und nie mehr so sein wird – wie vorher: der Tod eines geliebten Menschen, der Verlust des Arbeitsplatzes, ein Unfall mit starken körperlichen und seelischen Folgen beispielsweise. Während manche scheinbar problemlos mit neuen Situationen klarkommen, sind diese Veränderungen für andere mit schmerzhaften Prozessen verbunden.

Resilienz beschreibt die innere Stärke, mit Krisensituationen fertig zu werden, und leitet sich vom lateinischen Wort »resilire« (abprallen) ab. Resilienz bündelt die eigene psychische Widerstandsfähigkeit gegenüber herausfordernden Ereignissen, Schicksalsschlägen, extremen Erlebnissen und Veränderungen – also wie gut sich ein Mensch auf eine bestimmte Situation einstellen und sich dieser auch eine gewisse Zeit anpassen kann. Manche Menschen haben eine hohe Resilienz – sie gehen mit schwierigen Herausforderungen, Schicksalsschlägen und/oder extrem belastenden Situationen gelassener um. Andere wiederum, mit niedriger Resilienz, werden von diesen Situationen mehr mitgenommen und sind anfälliger für mögliche Langzeitfolgen. Im Vulnerabilitäts-Stressmodell (▶ Kap. 12.1.4) lässt sich die individuelle Füllmenge des Fasses je nach Perspektive als Maß für die persönliche Resilienz bzw. das Gegenstück »Vulnerabilität« darstellen.

Die sieben Säulen der Resilienz

Die gute Nachricht: Auch am eigenen Fass lässt sich ein Stück weit schrauben. Resilienz lässt sich über bestimmte Verhaltensweisen und Eigenschaften von Personen beobachten, beschreiben und damit zu einem gewissen Grad erarbeiten bzw. trainieren. Resilienz-Trainings können in Unternehmen beispielsweise dazu beitragen, die Belastungsfähigkeit der Mitarbeitenden zu fördern, Fehlzeiten zu reduzieren und einen konstruktiveren Umgang mit Krisen und Herausforderungen des Alltags zu erlangen, um sich dabei sowohl Motivation als auch den Spaß an der Arbeit zu erhalten.

Die sieben Säulen der menschlichen Widerstandskraft, die das erste Mal 2003 von Karen Reivich und Andrew Shatté beschrieben wurden, stellen unter der großen Anzahl der Resilienzmodelle, die es mittlerweile gibt, quasi »das Urgestein« dar. Je mehr dieser Eigenschaften sich ein Mensch aneignen kann, desto besser wird er mit Krisen umgehen können.

Säule 1: Optimismus

Selbst in schweren Lebenskrisen optimistisch zu bleiben, fällt oft nicht leicht, kann aber als eine Art von Notwehr angesehen werden, um sich nicht unterkriegen zu lassen. Bei Oscar Wilde hieß es: »Am Ende wird alles gut. Wenn es nicht gut ist, ist es noch nicht das Ende.« Dieses Zitat könnte als Sinnbild des Optimisten gelten. Auch im trostlosesten Moment etwas Gutes zu sehen, kann entlastend wirken.

Säule 2: Akzeptanz

Erst wer das eigene Schicksal akzeptiert, kann damit beginnen, die anstehenden Probleme in Angriff zu nehmen. Das Gegengewicht dazu wäre die Ablehnung, die nur dazu führt, dass Kräfte, die gerade in Krisenzeiten dringend benötigt werden, ungenutzt verpuffen. Man kann sich vor Augen führen: Niederlagen gehören zum Leben und sind auch eine Chance. Wer dies akzeptiert, wird langfristig stärker. Wer das Leben als Ganzes sieht, sollte irgendwann sagen: Ich bin ich wie ich bin, weil ich alle meine Höhen und Tiefen durchlebt habe und daran nicht zerbrochen, sondern gewachsen bin. Und das ist gut so. Oder umgekehrt: Ich wäre nicht ich, wenn ich dieses Leben nicht genauso geführt hätte.

Säule 3: Lösungsorientierung

Resiliente Persönlichkeiten lassen sich durch problematische Situationen nur geringfügig aus der Ruhe bringen, sie sehen sie eher als Herausforderung. Anstatt »Warum trifft es gerade mich?« fragen sie sich: »Jetzt hat es mich getroffen, was kann ich tun, um aus dieser Situation möglichst unbeschadet herauszukommen?« Das Geheimnis ist, in jeder noch so schwierigen Situation handlungsfähig bleiben zu wollen, anstatt sich der Situation auszuliefern. Und diese Einstellung führt direkt zur vierten Säule.

Säule 4: Opferrolle verlassen

Wer sich als Opfer sieht, fühlt sich ohnmächtig und allein gelassen, klagt allen sein Leid und andere an und weist jegliche Verantwortung dafür, aus einer Situation herauszukommen, den anderen zu. Sich selbst zu bedauern und als Opfer der Umstände zu sehen, bedeutet als Konsequenz, sich kleiner zu machen als man ist, den eigenen Handlungsspielraum ungenutzt zu lassen und nicht nach vorne zu schauen. Nur wer es schafft, diese Opferrolle aufzugeben, besinnt sich auf seine Stärken und die eigene Handlungsmacht und interpretiert die Realität in angemessener Weise. Man beginnt dann folglich automatisch darüber nachzudenken, was man in der jetzigen Situation für sich tun kann.

Säule 5: Verantwortung übernehmen

Lange mit Schuldgefühlen zu kämpfen oder anderen die Schuld zu geben, ist die falsche Strategie. Das Ziel sollte es vielmehr sein, realistisch einzuschätzen, welchen Teil man selbst ggf. zur gegenwärtigen Krise beigetragen hat und was der eigene Anteil daran sein kann, diese zu überstehen. (Dahinter kann bisweilen auch die Erkenntnis stehen, dass man selbst keinen Anteil an der gegenwärtigen Situation hatte und gleichzeitig den eigenen Handlungsspielraum ausloten kann.)

Säule 6: Netzwerke aufbauen

Sich anderen Menschen anzuvertrauen und engere Bindungen einzugehen, kann das eigene Selbstwertgefühl massiv steigern und dazu beitragen, Krisen gelassener zu überstehen. Viele Menschen müssen sich überwinden, andere um Hilfe zu bitten. Doch ein Netzwerk aus engen Freund*innen, Kolleg*innen oder anderen Betroffenen, die helfen und hinter einem stehen, macht stark. Einsamkeit hingegen führt zu immer stärkerem Rückzug.

Säule 7: Zukunft planen

Planung ist das halbe Leben. Diese Devise gilt auch bei der Resilienz. Ein vorausblickendes Krisenmanagement trägt dazu bei, plötzlich auftretende Probleme leichter zu überwinden. Resiliente Charaktere denken schon in positiven Zeiten darüber nach, was sie tun würden, wenn Situationen wie Verschuldung, Scheidung oder eine schwere Erkrankung eintreten würden.

> Resilienz hat eine aktive und eine passive Seite. Führungskräfte können viel für ihre eigene Resilienz tun und dieses Thema als Teamaufgabe sehen: Wie lernen wir gemeinsam, resilienter zu agieren, Belastungen besser abzufedern und gemeinsam Lösungen zu entwickeln? Was können wir gemeinsam tun, um eine bzw. mehrere Säulen in unserem Team zu stärken?

Alles eine Frage der Widerstandskraft?

Ganzheitlich gedacht, sind Resilienz und die damit verbundene Widerstandsfähigkeit des Individuums zwar wichtig, können aber immer nur ein Aspekt in der Betrachtung sein. Auch Umgebung und Strukturen sind bedeutend. Denn es nützt wenig, die Menschen mit einem Resilienz-Training zu stützen, aber die krankmachende oder belastende Umgebung unreflektiert zu lassen. Die Menschen leiden weiter unter insuffizienten Strukturen und Prozessen, selbst wenn sie persönlich nach dem Training etwas besser aufgestellt sind. Natürlich muss die eigene Widerstandsfähigkeit gestärkt werden, aber manchmal neigen wir in einer modernen, neoliberalen Denkweise dazu, die Verantwortung komplett auf das Individuum abzuwälzen. Tu was für dich! Halte dich gesund! Lerne, stark zu sein! Sei robuster, um mit den eigentlich unzumutbaren Arbeitsbedingungen klarzukommen. Und wenn es nicht klappt, ist das Individuum schuld, da es sich nicht entsprechend gekümmert und gesorgt hat. Widerstandskraft zu schulen, ist nur bedingt möglich und nicht alles können Einzelne abfedern. Ungerechterweise gelten Menschen, die diese gesellschaftlich erwartete Resilienz nicht leisten können, häufig als labil oder gar auffällig.

Wer beispielsweise unter unzumutbaren Arbeitsbedingungen leidet, sollte nicht abstumpfen, sondern lernen, mit diesen Voraussetzungen konstruktiv umzugehen und lieber die Umgebung, als sich selbst zu ändern. Wer in der Notaufnahme falsch ist, ist eventuell in der Neurologie oder der Geburtshilfe besser aufgehoben. Es gibt Pflegekräfte, die in einer Notaufnahme oder auf der Intensivstation resilienter sind als andere Kolleg*innen. Sie stecken potentiell traumatisierende Ereignisse einfach besser weg und lieben grundsätzlich diese Herausforderungen und den Nervenkitzel mehr als andere. Wer sehr resilient ist, ist oftmals auch in Extremsituationen professionell.

> Als Führungskraft sollte man einschätzen können, wo ein hohes Maß an Resilienz erwartet wird und wo auch die Mitarbeitenden in ihrer Widerstandskraft gefordert sind. Es gilt aber auch immer im Blick zu behalten, an welchen Stellen bei Strukturen und Prozessen gearbeitet werden muss. Wie können diese verbessert werden, damit Menschen mit und in ihnen arbeiten können, ohne langfristig ihre Gesundheit aufs Spiel zu setzen oder gezwungen zu sein, den Sand im Getriebe durch stärkeres Treten zu kompensieren? Gleichzeitig gilt es auch, die Resilienz Einzelner mit in den Blick zu nehmen.

12.8.2 Die Salutogenese – Verstehbarkeit, Handhabbarkeit und Sinnhaftigkeit schaffen Kohärenz

»Wer viel Druck hat, wem das Wasser förmlich bis zum Hals steht, sollte nicht nicken, da ihm sonst das Wasser in den Mund läuft.« (humorige Lebensweisheit, wahrscheinlich aus dem jüdischen Sprachgebrauch)

Salutogenese (abgeleitet vom lateinischen »salus« – Gesundheit, Wohlbefinden) beschreibt den Prozess der Gesunderhaltung – physisch und psychisch. Der israelisch-amerikanische Medizinsoziologe Aaron Antonovsky (1923–1994) prägte diesen Begriff in den 1980er Jahren und stellte erstmals die Einflussfaktoren Verständnis, Machbarkeit und Sinnhaftigkeit in den Mittelpunkt der Entstehung von Gesundheit (Antonovsky 1979, 1987). Danach ist es wichtig, Gesundheit nicht als Zustand, sondern als Entwicklung zu verstehen. Es ist charakteristisch für unser Gesundheitssystem, dass wir dann eingreifen, wenn jemand krank geworden ist. Wichtiger wäre hingegen, die Gesunderhaltung in den Fokus aller Bestrebungen zu stellen. Hier hilft Prävention, was inzwischen für viele mehr ist als nur ein Wort – es ist ein Mantra, eine Philosophie, ein Lebensinhalt. Das lateinische *Mens sana in corpore sano* (Ein gesunder Geist steckt in einem gesunden Körper) ist ein verkürztes Zitat des römischen Dichters und Satirikers Juvenal (geboren etwa 50 n. Chr.). Beim Salutogenese-Modell ist Gesundheit nicht als Zustand, sondern als Prozess zu verstehen. Risiko- und Schutzfaktoren stehen hierbei in einem Wechselwirkungsprozess.

Gesundheit und Krankheit sind für Antonovsky demnach sowohl von subjektiv geprägten Erlebnissen als auch von objektiven Faktoren und damit entsprechenden Umständen geprägt, deren Ausprägung auf einem Gesundheits-Krankheits-Kontinuum dargestellt werden kann. Man ist nicht einfach nur krank oder auch nur gesund. Bei jedem Menschen sind gesunde und kranke Aspekte feststellbar, solange er lebt. Auch bei einem Sterbenskranken findet man noch gesunde Anteile. Jede*r bewegt sich auf einem Kontinuum und befindet sich damit sowohl im Prozess von gesund als auch von krank sein bzw. werden.

Antonovsky betont, dass Gesundheit ein mehrdimensionales Geschehen ist und stark mit den sozialen und kulturellen Kontexten verbunden ist. Nach Antonovsky kommen Menschen besser durchs Leben, wenn sie akzeptieren, dass

- sie nicht trockenen Fußes, also unbeschadet, durchs Leben kommen werden,
- sie sich im wechselvollen Strom des Lebens befinden, in dem es immer Hochs und Tiefs geben wird
- immer mit Widrigkeiten (Widerständen) zu rechnen ist und
- gute Schwimmer*innen auch in der Strömung den Kopf über Wasser halten, also man sich Überblick, Freiräume und vor allem Zuversicht bewahrt.

Zusammenfassend lässt sich aus diesen Punkten eine erleichternde Lebenshaltung ableiten, Schwierigkeiten und Widrigkeiten bis hin zu persönlichen Niederlagen für sich selbst anzunehmen. Denn erst, wenn ich etwas für mich akzeptieren kann, gebe ich mir die Chance, darauf Einfluss zu nehmen und den Umstand zu verändern bzw. zu beeinflussen. Wenn ich diese Widrigkeiten nicht für mich annehmen kann, könnte ich in Schuldzuweisung gegenüber dem Umfeld oder mir selbst verfallen – also in die Opferrolle gehen – bzw. mich an den Umständen auch aufreiben oder verkämpfen. Frei nach dem Motto: Es kann nicht sein, was nicht sein darf!

Förderlicher dagegen ist es Eigenverantwortung für sich und die eigenen Bedürfnisse zu übernehmen und dann mit den Widrigkeiten und Umständen zu arbeiten anstatt gegen sie, denn: Nicht die Umstände bestimmen nach Antonovsky eines Menschen Glück, sondern seine Fähigkeit zur Bewältigung der Umstände.

Zentral für die Salutogenese ist nach Antonovsky das sogenannte Kohärenzgefühl. Dieses Gefühl steht im Zentrum seiner Frage: Wie entsteht eigentlich Gesundheit? Es beschreibt das Gefühl, dass es einen großen Zusammenhang und Sinn im Leben gibt und dieses eben nicht einem unbeeinflussbaren Schicksal unterworfen ist. Es zeigt auf, wie jemand mit sich und seinem Umfeld stärker in Einklang kommen kann. Geprägt wird die Kohärenz von drei Aspekten, die alle vorhanden sein müssen, um ein Gefühl von Verbindung, Stimmigkeit und Zusammenhang zu erzeugen und damit einen Beitrag zur Gesunderhaltung zu leisten. Antonovskys Leitsätze lassen sich auch auf die Arbeitswelt übertragen (▶ Abb. 12).

Fallbeispiel

Eine Stationsleitung steht vor der Aufgabe, ihren Pflegekräften die Information zu vermitteln, dass in sechs Wochen die allein mit chirurgischen Patient*innen belegte Station 4 auch mit internistischen Patient*innen belegt werden wird. Sie strukturiert ihren Info-Fluss und ihr Vorgehen nach dem Kohärenz-Prinzip und achtet dabei darauf, alle drei Aspekte des Prinzips zu berücksichtigen und die entsprechenden aufkommenden Gefühle und Bedarfe zu bedienen, um den Mitarbeiter*innen den Veränderungsprozess so leicht wie möglich zu machen:

1. *Verstehbarkeit vermitteln (Was muss getan werden?)*
   Die Stationsleitung erklärt, dass von 24 Betten bis zu 8 Betten auch mit internistischen Patient*innen belegt werden können. Das Indikationsspektrum umfasst allgemeine internistische Erkrankungen. Herz- und Schlaganfallpatient*innen werden weiterhin auf der IMC bzw. auf der Stroke versorgt. Ziel ist es, dass jede Pflegekraft in der Lage ist, im Klinikalltag auch diesen Patient*innen die notwendige Pflege zukommen zu lassen.
2. *Handhabbarkeit ermöglichen (Wie muss es getan werden?)*
   Die Stationsleitung erläutert ihren Plan zur Umsetzung der neuen Anforderungen für die Station 4 und wie es gelingen kann und bittet die Pflegekräfte, auch eigene Ideen miteinzubringen. Am Ende steht folgende Vorgehensweise: Die Top-10-Indikationen werden den Pflegekräften erklärt. Je Indikation wird eine Fortbildung angesetzt, die den Pflegekräften die aktuellen Pflegeleitlinien bezogen auf diese Indikationen, mögliche händische Fähigkeiten sowie mögliche Notfallsituationen vermittelt. Zudem werden bestehende Ängste und Vorbehalte gegenüber dieser Patient*innengruppe in einer gemeinsamen Supervision thematisiert und abgebaut.
3. *Sinnhaftigkeit herstellen (Warum muss es getan werden?)*
   Begründet wird die neue Belegungssituation dadurch, dass der Anteil der internistischen Patient*innen aus der Notaufnahme stark zugenommen hat und die bisherigen internistischen Stationen nicht mehr aufnahmefähig sind, was u.a. zu einem Belegungsstau in der zentralen Notaufnahme führt. Gleichzeitig wird die durchschnittliche Belegung bei einer nicht immer ausgelasteten chirurgischen Station deutlich verbessert, was zu einer Verbesserung der wirtschaftlichen Situation beiträgt und die Qualität der Versorgung von internistischen Patient*innen, auch aus der Sicht der Zuweiser*innen, verbessert.

Auch nach der Ankündigung der neuen Herausforderung und Abstimmung einer gemeinsamen Vorgehensweise löst die interdisziplinäre Belegung zwar noch immer keine Begeisterungsstürme bei den Mitarbeitenden aus. Dennoch gibt die klare Vermittlung sowie Herstellung von Verstehbarkeit, Handhabbarkeit und Sinnhaftigkeit den Pflegekräften Klarheit, Halt und Sinn, dass dieser Veränderungsprozess mit dem notwendigen Maß an Zuversicht gelingen kann, wenn alle nun an einem Strang ziehen.

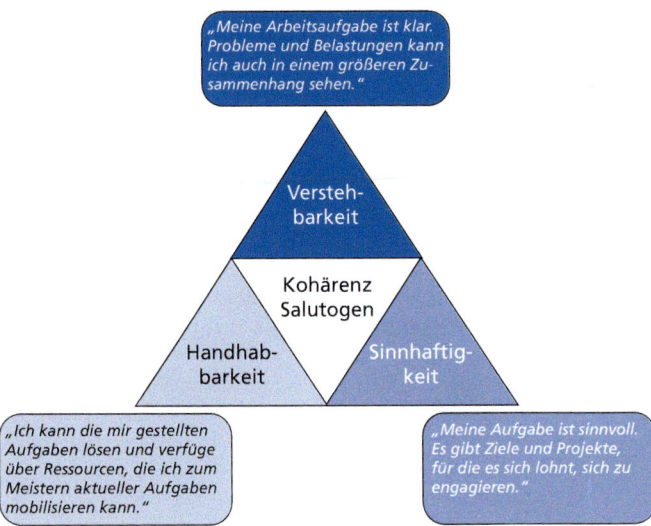

Abb. 12: Das Kohärenz-Prinzip

13 Schlusswort

Am Ende des Ziel-, Zeit- und Selbstmanagements steht die Erkenntnis, dass ein beruflicher Erfolg gleichzeitig auch immer ein Lebenserfolg ist. Wer erfolgreich ist, hat gelernt, mit folgenden Kriterien sein Leben zu betrachten:

- Furchtlosigkeit
- Innerer Ruhe
- Heiterer Gelassenheit
- Dem Fehlen von Druck
- »Zusammenlebensqualität«

Band 5 hat Ihnen gezeigt, wie Sie Ihr Leben und Ihre Arbeit planen, Ziele entwickeln und sich selber organisieren können, um nicht den Überblick zu verlieren. Und noch etwas ist wichtig: Schätzen Sie sich und Ihre Arbeit und Leistung niemals gering. Machen Sie sich bewusst, was Sie geleistet haben und was Ihnen gut gelungen ist. Mal ehrlich? Wann haben Sie das letzte Mal wertschätzend auf das zurückgeblickt, was Sie täglich leisten? Die meisten von uns sind mit dem Leitsatz erzogen worden, dass »Eigenlob stinkt«. Das ist natürlich Unsinn, auch wenn Sie eventuell nicht jedem Mitmenschen jeden Tag erzählen sollten, wie grandios Sie sich finden. Aber: Jeder Weg zu Ihren Partner*innen, Mitarbeitenden und Kolleg*innen läuft nur über Sie selbst. Nur wenn Sie sich wertschätzen, anerkennen und mit allen Schwächen lernen zu mögen, werden Sie auch andere Menschen wertschätzen, anerkennen und mit allen Schwächen so akzeptieren – oder zumindest tolerieren – können. Seien Sie stolz auf sich und Ihre Leistungen, und zwar jeden Tag. Manchmal kann dazu eine kleine Liste am Ende des Tages helfen, auf der Sie notieren, was Ihnen heute alles gelungen ist. Und: Agieren Sie proaktiv. Erfolg ist nicht nur

Berufserfolg, sondern ganzheitlicher Lebenserfolg. Und dazu gehört die Gesundheit. Wer das begreift, wird auch lernen, andere Ziele zu setzen und mehr auf sich selbst zu achten. Glück und Zufriedenheit sind genauso Bestandteile des Lebens wie Job und Karriere.

Freuen Sie sich auf den nächsten Band dieser Reihe. In Band 6 erfahren Sie alles zum Thema Change Management. Denn Sie wissen ja inzwischen: Das einzig Sichere im Leben ist der Wandel. Viel Erfolg bei der Umsetzung!

Und: Bitte achten Sie auf sich.

Literatur

Antonovsky, A. (1979) Health, Stress and Coping. San Francisco: Jossey-Bass Inc.

Antonovsky, A. (1987) Unraveling the Mystery of Health: How People Manage Stress and Stay Well. San Francisco: Jossey-Bass Inc.

AOK-Bundesverband (Hrsg.) (2022) Burnout-Risiko bei Pflegefachpersonen hoch. Reimann: Arbeitsbedingungen in der Pflege müssen nachhaltig verbessert werden. (https://www.aok-bv.de/presse/pressemitteilungen/2022/index_25853.html, Zugriff am 21.02.2023)

Barmer Institut für Gesundheitssystemforschung (Hrsg.) (2020) BARMER Pflegereport 2020. Belastungen der Pflegekräfte und ihre Folgen. (https://www.bifg.de/publikationen/reporte/pflegereport-2020, Zugriff am 18.02.2023)

Bertelsmann Stiftung (Hrsg.) (2012) Themenreport »Pflege 2030«. Was ist zu erwarten – was ist zu tun? Verfasst von Prof. Dr. Heinz Rothgang, Dr. Rolf Müller und Dr. Rainer Unger. Gütersloh. (https://www.bertelsmann-stiftung.de/fileadmin/files/BSt/Publikationen/GrauePublikationen/GP_Themenreport_Pflege_2030.pdf, Zugriff am 25.08.2023)

Blanchard, K., Zigarmi, P., Zigarmi, D. (1995) Der Minutenmanager – Führungsstile. Reinbek bei Hamburg: Rowohlt

Bundesinstitut für Arzneimittel und Medizinprodukte (BfArM) (Hrsg.) (2022a) Personen, die das Gesundheitswesen aus sonstigen Gründen in Anspruch nehmen (Z70-Z76). Z73 Probleme mit Bezug auf Schwierigkeiten bei der Lebensbewältigung. ICD-10-GM Version 2023. (https://www.dimdi.de/static/de/klassifikationen/icd/icd-10-gm/kode-suche/htmlgm2023/block-z70-z76.htm, Zugriff am 21.02.2023)

Bundesinstitut für Arzneimittel und Medizinprodukte (BfArM) (Hrsg.) (2022b) Affektive Störungen (F30-F39). ICD-10-GM Version 2023. (https://www.dimdi.de/static/de/klassifikationen/icd/icd-10-gm/kode-suche/htmlgm2023/block-f30-f39.htm, Zugriff am 21.02.2023)

Bundesministerium für Gesundheit (Hrsg.) (2022) Depression. (https://www.bundesgesundheitsministerium.de/themen/praevention/gesundheitsgefahren/depression.html, Zugriff am 22.02.2023)

Burisch, M. (2006) Das Burnout-Syndrom. Theorie der inneren Erschöpfung. 3. Aufl. Berlin: Springer Medizin

Damerow S., Rommel, A., Prütz, F. et al. (2021) Die gesundheitliche Lage in Deutschland in der Anfangsphase der COVID-19-Pandemie. Zeitliche Entwicklung ausgewählter Indikatoren der Studie GEDA 2019/2020-EHIS. Journal of Health Monitoring, 5(4), S. 3–22, doi: 10.25646/7171.2

Die Techniker Krankenkasse (Hrsg.) (2019) Gesundheitsreport 2019 – Pflegefall Pflegebranche? So geht's Deutschlands Pflegekräften. (https://www.tk.de/presse/themen/praevention/gesundheitsstudien/tk-gesundheitsreport-2019-2042098?tkcm=aaus, Zugriff am 18.02.2023)

Fleischer, W., Fleischer B., Monninger, M. (2020a) Mitarbeiterführung. Wirksam führen | Pflege. Band 1. Stuttgart: Kohlhammer

Fleischer, W., Fleischer B., Monninger, M (2020b) Gesprächsführung. Wirksam führen | Pflege. Band 2. Stuttgart: Kohlhammer

Fleischer, W., Fleischer B., Monninger, M. (2022) Rollen- und Verhaltensprofile: Konflikte konstruktiv lösen. Wirksam führen | Pflege. Band 4. Stuttgart: Kohlhammer

Gerrig, R. & Zimbardo, P. (2008) Psychologie. 18., aktualisierte Aufl. München u.a.: Pearson Studium

Hans-Böckler-Stiftung (Hrsg.) (2022) Arbeitsbedingungen in der Pflege. (https://www.boeckler.de/de/auf-einen-blick-17945-zahlen-und-studien-zum-pflegenotstand-und-wege-hinaus-17962.htm, Zugriff am 18.02.2023)

Hoyer, J. & Wittchen, H. (2011) Klinische Psychologie & Psychotherapie. Heidelberg: Springer

Huber, M. (2009) Trauma und die Folgen. Trauma und Traumabehandlung Teil 1. 4. Aufl. Paderborn: Junfermannsche Verlagsbuchhandlung

Lally, P., van Jaarsveld, C., Potts, H., Wardle, J. (2009) How are habits formed: Modelling habit formation in the real world. European Journal of Social Psychology, 40(6), S. 998–1009, doi: https://doi.org/10.1002/ejsp.674

Maslach C. & Leiter P. (2001) Die Wahrheit über Burnout. Stress am Arbeitsplatz und was Sie dagegen tun können. Wien: Springer

Parkinson, C.N. (1955) Parkinson's Law. The Economist, Nr. 5856, 11/1955, Bd. 177, S. 635–637. (https://www.economist.com/news/1955/11/19/parkinsons-law, Zugriff am 19.02.2023)

Parkinson, C.N. (1957) Parkinson's law and other studies in administration. Boston: Houghton Mifflin

Parkinson, C.N. (2005) Parkinsons Gesetz und andere Studien über die Verwaltung. Düsseldorf: Verlagsanstalt Handwerk

Reivich, K. & Shatté, A. (2003) The Resilience Factor: 7 Keys to Finding Your Inner Strength and Overcoming Life's Hurdles. New York: Broadway Books

Riesmann, D., Denney, R., Glazer, N. (1958) Die einsame Masse. Eine Untersuchung der Wandlungen des amerikanischen Charakters. Hamburg: Rowohlt

Schaufeli, W. & Enzmann, D. (1998) The Burnout Companion To Study And Practice: A Critical Analysis (Issues in Occupational Health Series). London: Taylor & Francis.

Seiwert, L. (2018) Wenn du es eilig hast, gehe langsam: Wenn du es noch eiliger hast, mache einen Umweg. Der Klassiker des Zeitmanagements mit neuen Tools. 17., vollständig überarbeitete Aufl. Frankfurt am Main: Campus

Stangl, W. (2023a) Sucht – Online Lexikon für Psychologie & Pädagogik. (http://lexikon.stangl.eu/632/sucht, Zugriff am 22.02.2023)

Stangl, W. (2023b) Resilienz – Online Lexikon für Psychologie & Pädagogik. (https://lexikon.stangl.eu/593/resilienz, Zugriff am 22.02.2023)

Stiftung Deutsche Depressionshilfe und Suizidprävention (Hrsg.) (o.J.) Diagnose der Depression. (https://www.deutsche-depressionshilfe.de/depression-infos-und-hilfe/was-ist-eine-depression/diagnose-der-depression, Zugriff am 25.08.2023)

Ury, W. (2007) The Power of a Positive No: How to Say No and Still Get to Yes. New York: Bantam Dell

Wittchen H., Jacobi, F., Klose, M., Ryl, L. (2010) Gesundheitsberichterstattung des Bundes, Heft 51. Depressive Erkrankungen. Berlin: Robert Koch-Institut. (https://www.rki.de/DE/Content/Gesundheitsmonitoring/Gesundheitsberichterstattung/GBEDownloadsT/depression.html?nn=2370692, Zugriff am 22.02.2023)

Stichwortverzeichnis

A

Ablenkungen   24, 65, 99
Achtsamkeit   123, 125, 145, 146
administrative Aufgaben   17
Aktionspläne   25, 26, 89
Akzeptanz   37, 149
ältere Kolleg*innen   32
Angst   7, 81, 122, 124, 126, 142
Anpassungsleistungen   136
Arbeitsbedingungen   19, 103, 151, 152
Arbeitsbelastungen   17, 31, 55, 108, 124, 140
Arbeitsblöcke   58, 76
Arbeitsplan   53, 54
Aufschieberitis   96–100
Ausdauer   27
außengesteuert   22, 29, 97, 98

B

Balance   23, 33, 40, 42
Bedürfnisse   15, 28, 29, 57, 67–69, 141, 154
– Grund-   28, 140
– Sicherheits-   28
belastete Mitarbeitende   146
Belastungsempfinden   106, 111, 112, 124
Belastungssituation   105, 116, 124, 140
Belastungsspitzen   107
Beruf   15, 17, 19, 33, 41, 42, 62, 108, 115, 116, 120, 135, 146
Betreffzeile   72
Betriebsklima   108
Bewältigungsstrategien   117, 120, 123, 124
Beziehung pflegen   43, 66, 67, 104
Bindungen   34, 37, 42, 73, 120, 121, 150
blinder Aktionismus   36, 118
Burnout   34, 69, 107, 114–120, 123–126, 143
– Phasen   117, 118

C

CAN   46, 48, 49, 81

D

Debriefing-Gespräche   146
Debriefings nach Schockraumsituationen   146
Delegation   49, 90–95
Depression   43, 111, 114, 116, 117, 124, 126, 127, 134, 143, 146

Distanz 25, 44, 118, 119, 134, 141, 143
Disziplin 27, 51, 98
- Selbst- 24, 27, 99
Drei-A-Falle 66
Dringlichkeit 29, 45, 46, 49, 72

E

E-Mail 29, 49, 56, 64, 70–76, 81, 84, 88, 95, 97, 104
Eisenhower-Matrix 44, 45, 48, 81, 98
Entlastung 22, 24, 68, 109, 112, 144
Erfolg 25, 26, 28, 56, 61, 101, 103, 110, 118, 157, 158
Erschöpfung 35, 59, 97, 111, 116, 125, 142
Existenzsicherer 22

F

Face-to-Face 70, 73–75
Familie 15, 17, 41, 43, 44, 137, 142
Fehler 20, 60, 92, 95, 110, 120, 122, 138, 146
Flexibilität 17, 53, 62
Fokussierung 33, 41, 83
Frustration 38, 122
Führungskraft 5, 6, 21, 22, 24, 25, 31–34, 36–38, 42, 43, 46, 48, 54, 60, 61, 65, 66, 69, 70, 83, 85, 86, 90, 92–94, 98, 99, 105, 108, 112, 114, 116, 124, 131, 132, 135, 136, 138–140, 142, 144–147, 151, 152
Funktion 15, 17, 41, 42, 74, 81

Fürsorgepflicht 43, 98, 114, 139, 141, 143, 144, 146

G

gesundheitspolitische Rahmenbedingungen 17
Gesundheitsvorsorge 6, 105, 147
Gewohnheiten 25–27, 36, 51, 130, 132

H

Handhabbarkeit 152, 155
Handlungs- und Entwicklungsspielraum 108
Hilfsangebote 142, 144
Hoffnungslosigkeit 119
Hoheit des eigenen Handelns 87, 136, 138, 145

I

Ich 15, 17, 32, 41, 43–45, 61, 62, 68, 69, 85, 91, 99, 118, 121, 136, 139, 140, 143, 144, 149
innengesteuert 22, 29, 46
innere Leere 119
insuffiziente Strukturen 151

K

Karriere 15, 17, 32, 41, 42, 63, 108, 158
Klarheit 6, 31, 33, 47, 49, 69, 77, 79, 139, 143, 155
Kohärenz 152, 154
Kommunikationskanäle 70, 75, 77, 99

Königs- oder Königinnenzeit 48
Konsequenz 23–27, 45, 46, 79, 112, 132, 150
Konzentration 35, 65, 76, 122, 127
Konzentrationsfähigkeit 99
Krisenmanagement 151
Krisensituationen 148
kritische Handlungsepisoden 120, 122

L

Lebenserfolg 28, 157, 158
– persönlicher 17
Lösungsorientierung 68, 149

M

Manifeste Sucht 119
Maslow'sche Bedürfnispyramide 29, 30
Medien 70
Meetings-Mit-Mir 48, 50, 52, 63
Mentorenfunktion 33
Methoden 24, 138
– Moderations- 88
Mitarbeiterbindung 39
MoSCoW 47
Motivatoren 31, 60
MUST 45, 47, 49, 81

N

»Nein« sagen 22, 24, 31, 32, 47, 50, 66–69
Netzwerke 42, 150
NICE TO HAVE 6, 46–49

O

oberstes Prinzip der Planungssicherheit 60
– Schriftlichkeit 26, 39, 40, 60, 72, 79, 82, 92, 95
Optimismus 149
Ordnung 60, 77–79, 81, 106
Outlook-Kalender 15, 60, 81, 82

P

Pareto-Prinzip 54, 59
Partnerschaft 15, 41, 43, 44
Pausen 64, 67, 100, 124, 139–141
– -regelung 141
persönliche Grenze 105, 107, 113, 114, 139
Persönlichkeit 15
Phasen der Entspannung 107, 110
Planung 6, 29, 33, 34, 48, 51–53, 56, 59–61, 63, 64, 78, 88, 151
– Lebens- 17, 32, 41, 42
– Termin- 53
– Zeit- 57, 59, 60, 62, 63, 79
posttraumatische Belastungsstörung 133, 135, 145, 146
Prioritäten 5, 6, 17, 24, 39, 41, 44–50, 53, 56, 83, 98, 104
Privatleben 15, 39, 62
Prokrastination 24, 96–100
psychisch kranke Menschen 129
psychische Erkrankungen 6, 7, 105, 113, 115, 124, 126, 128, 129, 136, 142, 144–146
Psychoedukation 6, 7, 105
Psychohygiene 60
Pufferzeiten 61, 76
Pull-Effekt 98

R

Reizbarkeit 118
Reize 29, 109, 122, 134
Resilienz 135, 147, 148, 151, 152
- Die sieben Säulen 148
Rolle 15, 25, 26, 61, 73, 87, 115, 122, 147
- Opfer- 150, 154

S

Salutogenese 152, 154
Sarkasmus 75, 118
Schmerz 106, 134
- -skala 106
Schuld- und Versagensgefühle 119
schwierige Patient*innen 108
seelisches Trauma 133, 134, 145, 146, 152
Selbstgestalter 22
Selbstverwirklichung 15, 28, 63
Selbstwert 120–122
- -gefühl 118, 127, 150
Sinnhaftigkeit 37, 69, 152, 155
SMART-Formel 37, 39, 94
soziale Kontakte 28
Spaß an der Arbeit 35, 148
Spielfeld 31, 120, 137
Status 28
Stelle 5, 15, 17, 20, 31, 32, 37, 41, 42, 62, 63, 86, 152
Stille Stunden 76
Störungen 18, 24, 48, 49, 65, 76, 111, 112, 126, 127
Strategie 15, 25, 34, 39, 46, 50, 55, 58, 67, 68, 78, 87, 123, 124, 150
Stress 6, 33–35, 37, 44, 64, 71, 96, 98, 105, 107–109, 111, 119, 121, 123, 125, 133, 136–138
- chronischer 109, 110, 115, 121
- -empfinden 35
- rollenbedingter 108
Stressoren 60, 61, 109, 111, 113, 137, 139
subjektive Autonomie 120, 121
Substanzmissbrauch 130, 131, 146
Suchtverhalten 130–132
Supervision 38, 126, 155

T

Tagespläne 24, 48, 52, 53
Team-Zeitmanagement 102, 103
Teamarbeit 7, 102
Telefon 24, 36, 56, 66, 68, 71, 72, 74–76, 87, 104
Teufelskreis 19, 35, 99, 121, 130
To-do-Liste 15, 22, 52, 58, 60–62
Traumatisierung 133–135

U

Überlastung 69, 105, 108, 140
Unordnung 20
Unterbrechungen 24, 48, 49, 53, 56, 65, 76

V

Veränderung 7, 17, 19, 25, 27, 34, 43, 126, 137, 138, 142, 145, 147, 148
Veränderungsdruck 17
Verantwortlichkeiten 91, 137
Verantwortung 60, 91, 114, 120, 132, 138, 139, 144, 150, 151
- Eigen- 141, 154
Verhaltensänderungen 25, 26, 136
Verhaltensstil (DISC) 92

Verhaltensweisen 6, 24, 26, 113, 117, 130, 139, 148
Verstehbarkeit 152, 155
Vier Felder 15–17, 81
Vision 33, 34, 42
Vorbereitung der Besprechung 83–85
Vulnerabilitäts-Stressmodell 111, 133, 136, 138, 148

W

Werkzeuge 24, 81, 82
Wertschätzung 108
Wichtigkeit 29, 45, 48, 49, 72, 93
Widerstandskraft 113, 148, 151, 152
– psychische 147
Wiedervorlagesysteme 79–81
WON'T HAVE 47

Z

Zeit 5, 15, 17, 20, 22, 23, 25, 27–29, 35, 37, 38, 40, 42, 44–46, 48–53, 55–59, 61–64, 67, 72, 75, 76, 78, 81, 83, 85, 86, 91, 93, 94, 98, 102–104, 107, 113, 121, 123, 125, 131, 133, 140, 144, 148
– Führungs- 55, 57, 58
– Orga- 55, 71
– -plan 53
zeitlicher Druck 45, 64, 67, 96, 98, 118, 123, 135
Ziele 6, 24, 27, 28, 31–39, 41–45, 48, 50, 53, 69, 74, 84, 86–88, 94, 95, 98, 101, 102, 104, 110, 121–124, 150, 155, 157, 158
– Monats- 36
– Tages- 36
Zielklarheit 32, 83
Zieltransparenz 32
Zielverbindlichkeit 31, 32
Zoom/Teams 71
Zukunft 34, 37, 47, 48, 99, 151
Zukunftsängste 119
Zwischenkontrollen 92